病態理解で差がつく

# 栄養療法の進め方

Nutritional therapy

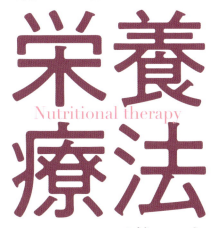

栗山とよ子

福井県立病院 内科・NST

中外医学社

# はじめに

「栄養は大事」です．当たり前のことですが，具体的になぜ大事なのでしょう．私たちは生命を維持するために常にATP（アデノシン3リン酸）を産生して，生体活動でこれを消費します．そして様々な役割を持つ体タンパク質を更新したり新たに合成しています．そのための基質や材料になり，生体反応を円滑に進める源は栄養素であり，毎日適切な量・適切なバランスの栄養を摂取することは必要不可欠です．外からの供給が不足すると，ATPを作り出すために貯蔵脂肪や体タンパク質を消費することになります．このことは当然ながら入院患者さんも同様で，疾患によっては健常時と代謝状態が異なることも少なくありません．したがって病態を理解してそれに適応した栄養療法を実施しなければなりません．

経口栄養/経腸栄養/経静脈栄養ともに，投与ルートを選択し，提供する栄養の中身を指示するのは医師の役割です．しかし残念ながら，医学部のカリキュラムに栄養学は組み込まれておらず，そのため知識と意識が低いのはある意味仕方がありません．臨床の現場に出て初めて栄養療法の重要性を実感するのが現状です．当然，かつての私もそうでした．

本書では，Part 1 基礎編として栄養療法に必要な基本的知見を概説し，ベースとなる栄養管理の組み立て方を記載しました．ここで栄養療法の骨格がつかめると思います．そしてPart 2 病態編では，特別な栄養療法の知識が必要な8つの病態（重度の栄養障害，胃切除後，短腸症候群，重症熱傷，心不全，肝性脳症，腎障害，重症妊娠悪阻）を取り上げて，各病態のガイドラインや関連する文献をもとに，代謝の特徴に沿った栄養療法の考え方と具体的な栄養処方を記載しました．取り上げた症例は，福井県立病院でNST chairmanとしてNSTメンバーと栄養アセスメントを実施している，約50症例/週，年間約1200症例の中から選択し，一部修正しながら展開しました．主に経口摂取が不十分ある

いはできない場合の，経腸・経静脈栄養を主体に解説しています．

　基本がわかると，適切な栄養管理を求めている患者さんが浮き上がって見えてくると思います．本書が適切な栄養療法を実施するための一助になれば幸いです．


　　　2025 年 1 月

　　　　　　　　　　　　　　　　　　　　　　　栗山とよ子

# 目 次

---

## Part 1　基礎編

---

### 第1章　栄養療法を実践するために知っておきたいこと　　2

A　入院患者さんの栄養状態―現状はどうなのだろう？―　　2
B　特別な栄養療法が必要な患者さんを抽出するために，
　　栄養スクリーニングを実施しよう　　4
C　栄養必要量はどのように算出すればいいのだろう？　　8
　1　はじめに総エネルギー必要量を算出する　　9
　●症例　　10
　2　たんぱく質必要量を算出する　　11
　3　次に脂質必要量を算出する　　13
　4　残りのエネルギーを糖質で補う　　13
　5　ビタミン，微量元素必要量を決定しよう　　14
　6　水分必要量の推定も大切　　17
D　経腸栄養か静脈栄養か選択の基準は何だろう？　　18
E　実践している栄養療法が適切かどうかを判断するには
　　どうすればいいのだろう？　　23

---

### 第2章　経腸栄養療法を成功させるために理解が必要なこと　　28

●症例　　28
　患者さんの栄養アセスメントを実施しよう　　29

| 経腸栄養剤にはどんな種類があって，どう違うのだろう？ | 31 |
| 患者さんの具体的な経腸栄養治療計画を立てよう | 38 |
| 経腸栄養療法で起こり得る合併症 | |
| ―起こさないための工夫と起こった時の対処方法を理解しよう― | 40 |

## 第3章 静脈栄養療法を成功させるために理解が必要なこと    50

**A 糖電解質輸液の種類と特徴をおさえよう**    50

1 等張液: 細胞外液補充液    51

　生理食塩液　　乳酸リンゲル液/酢酸リンゲル液

2 低張液    54

　開始液（1号液）　　維持液（3号液）

3 グルコース液    55

**B 栄養輸液の特徴と使い方をおさえよう**    57

1 末梢静脈栄養輸液    58

2 中心静脈栄養輸液    60

　TPN基本液を使う場合　　TPNキット製剤を使う場合

3 脂肪乳剤を積極的に使おう    64

**C 様々な体格の患者さんについて，適量の水分量の範囲内で
五大栄養素を充足するTPN処方を考えてみよう**    67

1 体重60kg　男性　70歳の場合    67

2 体重50kg　女性　50歳の場合    68

3 体重40kg　女性　85歳の場合    69

**D PPN，TPN管理中に注意しておきたい合併症**    70

1 カテーテル関連血流感染症（CRBSI）    70

2 リフィーディング症候群（RfS）    73

　RfSはなぜ起こるのだろう

3 そのほか注意が必要な合併症    76

　血糖値の異常　　肝機能障害　　水分・電解質の異常

　ビタミン・微量元素欠乏　　必須脂肪酸欠乏

# Part 2 病態編 様々な病態下での栄養療法を実施するために必要なこと

## 第1章 重度の栄養障害患者の栄養療法 ～COPD を合併したアルコール多飲患者と 神経性やせ症患者を例に ........................... 82

- ●症例① ........................... 83
  - 入院時の検査所見 ........................... 84
  - 栄養療法を開始する前に注意が必要なことをおさえよう ........................... 85
  - 治療開始急性期の栄養療法の考え方 ........................... 86
  - 投与経路別に具体的な栄養投与計画を立てよう ........................... 88
  - 安定後の栄養療法はどう進めれば良いだろう？ ........................... 90
  - 症例の栄養療法の経過 ........................... 91
  - 栄養療法中に起こり得る RfS 以外の合併症にも注意しよう ........................... 92
- ●症例② ........................... 93
  - 入院時の検査結果 ........................... 94
  - SIRM を呈する神経性やせ症について，栄養療法上の注意点をおさえておこう ........................... 94
  - 急性期・安定後の栄養必要量を求めよう ........................... 95
  - 栄養療法開始時に注意が必要なこと ........................... 96
  - 急性期の具体的な栄養治療の実際 ........................... 97
  - 安定後の栄養療法の実際 ........................... 97
  - 経口摂取が期待通りに進まない場合はどうする？ ........................... 98

## 第2章 胃切除・全摘術後の栄養療法 ........................... 101

- A 胃切除後の障害 ........................... 101
  - 1 正常な胃の機能についておさえよう ........................... 103

2　胃切除術後に起こり得る変化と問題点を考えてみよう　　103

　　　　小胃症状　　　ダンピング症候群　　　術後逆流性食道炎

　　　　著しい体重減少　　　胃切除後貧血

　●症例　　106

　　　　検査結果　　　栄養必要量を求めよう

　　　　患者さんの栄養療法で注意が必要なこと　　　栄養管理と薬物治療の経過

## 第3章　短腸症候群の状態になった患者の栄養療法　　113

　A　短腸症候群の病態を理解しよう　　113

　　1　解剖学的にどう変化するのだろう？　　113

　　2　消化・吸収上，どんな問題があるのだろう？　　114

　　3　病期分類とそれぞれの病期の特徴を理解して，各ステージに適した
　　　栄養療法を実施しよう　　115

　　　　Ⅰ期（術直後期）　　　Ⅱ期（回復適応期）　　　Ⅲ期（安定期）

　●症例　　117

　　　　検査所見

　　　　患者さんの推定栄養必要量を求めよう

　　　　現行の栄養投与量はどれくらいだろう　　　問題点は何だろう

　　　　患者さんにはどの栄養投与ルートが適切だろう？

　　　　TPN での栄養治療計画を立てよう

　　　　患者さんのその後の栄養治療経過

　B　短腸症候群患者の長期的な栄養上の問題点をおさえておこう　　123

## 第4章　重症患者の栄養療法～とくに重症熱傷を中心に　　125

　A　総エネルギー必要量・各栄養素必要量はどのように
　　見積もれば良いのだろう？　　127

| | | |
|---|---|---|
| 1 | 総エネルギー必要量 | 127 |
| 2 | たんぱく質必要量 | 128 |
| 3 | 脂質必要量 | 129 |
| 4 | 糖質必要量 | 129 |

**B 経腸栄養，静脈栄養，どちらを優先すれば良いのだろう？** … 130

| | | |
|---|---|---|
| 1 | 重症熱傷においても，経腸栄養での管理を優先する | 130 |
| 2 | 熱傷患者への静脈栄養の適応はどう考えるべきだろう？ | 130 |
| 3 | 熱傷患者の栄養評価に適切な栄養指標は何だろう？ | 131 |
| ●症例 | | 131 |

　　　　　検査所見　　　入院後の経過

## 第5章 心不全患者の栄養療法 … 140

**A 心不全患者の代謝にはどんな特徴があるのだろう？** … 140

| | | |
|---|---|---|
| 1 | 慢性心不全の場合 | 141 |
| | 骨格筋量が減少して，骨格筋自体の質も低下する | |
| | 脂肪組織が減少する | |
| 2 | 急性心不全の場合 | 141 |

**B 心不全患者にはどんな栄養補給法が適切だろう？** … 142

| | | |
|---|---|---|
| 1 | 経口摂取を優先する | 142 |
| 2 | 経口摂取での栄養療法が難しければ経腸栄養を選択する | 142 |
| 3 | 経腸栄養ができない状況では静脈栄養を実施しよう | 144 |

**C 急性心不全の重症度ステージごとの栄養療法は
　どう考えれば良いだろう？** … 145

| | | |
|---|---|---|
| 1 | ステージ A，B の場合 | 146 |
| 2 | ステージ C，D の場合 | 146 |
| 3 | 栄養投与量を設定しよう | 147 |

**D 慢性心不全の栄養療法はどうすればいいのだろう？** … 148

| | | |
|---|---|---|
| 1 | 慢性心不全の病態と栄養学的な問題点を理解しよう | 148 |

2 具体的にどんな栄養療法が適切だろう　149
●症例　150
　入院時の検査所見　　入院後の経過

## 第6章　肝性脳症を伴う非代償性肝硬変患者の栄養療法　157

A なぜ肝硬変患者では血中 BCAA が低下するのだろう？　157
B BCAA が低下すると体内でどんな不都合が起こるのだろう？　158
C 肝硬変患者では，なぜ糖の利用障害が起こるのだろう？　160
D1 肝硬変患者ではなぜ血中亜鉛濃度が低下しやすいのだろう？　160
D2 亜鉛が欠乏すると肝硬変の病態にどんな影響が
　　あるのだろう？　161
E 肝硬変患者の栄養代謝の特徴をおさえよう　161
F 肝性脳症を繰り返す肝硬変患者には，どんな栄養療法が
　　適切だろう？　162
●症例　163
　入院時の検査所見　　入院後の経過　　その後の経過

## 第7章　腎障害患者の栄養療法　171

A 急性腎障害　171
1 基本的な栄養療法の考え方　172
2 症例に沿って具体的な栄養治療計画を立ててみよう　173
●症例　173
　AKI 発症時の検査所見
　栄養必要量を算出しよう
　具体的な栄養投与計画を立てよう

B　慢性腎臓病　175
　1　CKD の病期は 5 段階に分類される　175
　2　進行した CKD ではどんな栄養代謝障害が引き起こされるのだろうか　176
　3　栄養管理のポイントをまとめよう　177
　　　栄養投与経路はどう選択すべきだろうか
　　　ステージ別の栄養必要量と具体的な栄養療法を考えよう
　●症例　178
　ステージ 1〜3a の場合
　　　栄養必要量を算出しよう　　具体的な栄養療法を考えよう
　ステージ 3b〜5（維持透析の導入はない）の場合
　　　栄養必要量を算出しよう　　具体的な栄養療法を考えよう
　血液透析が導入されている場合
　　　栄養必要量を算出しよう　　具体的な栄養療法を考えよう

## 第8章　重症妊娠悪阻患者の栄養療法　188

A　つわり〜妊娠悪阻を引き起こす原因は何だろう？　188
B　妊娠悪阻時のエネルギー代謝は通常の妊娠時とどう違い，
　妊婦にどんな影響を及ぼすだろう？　189
C　妊娠悪阻は胎児にも影響するのだろうか　189
　●症例　190
　検査所見
　必要栄養量を算出しよう
　栄養投与経路は何が適切だろう？
　具体的な輸液の投与計画を考えよう
　その後の経過

索引　197

# Part 1:

## 基礎編

【基礎編】

# 第1章 栄養療法を実践するために知っておきたいこと

　入院患者さんの中には，様々な疾患や病態のために経口摂取ができない，あるいはできたとしても不十分で，それだけでは代謝必要量を賄えない患者さんが常に存在します．低栄養管理が続くと，栄養状態が悪化するだけではなく治療方針や予後にも影響しますので，経口以外のルートから栄養を補充しなければなりません．その時，どこから，何を，どれだけ投与するのが一番良いのか，適切な栄養管理をするためには，栄養療法の知識が必要です．

　本書では経口から十分に栄養摂取ができない患者さんを対象に，栄養状態の悪化を防ぐための具体的な経腸栄養あるいは静脈栄養療法の進め方を解説していきます．

　すべての学問がそうであるように，栄養療法においても共通認識として知っておくべき基本的な考え方やキーワードがあります．まずは栄養療法全般にかかわる基本的な知識をおさえておきましょう．

## A 入院患者さんの栄養状態 ―現状はどうなのだろう？―

　良好な栄養状態とは，5大栄養素（たんぱく質，脂質，糖質，ビタミン，ミネラル）が個々の必要量に対して過不足なく摂取/投与されていて，欠乏や過剰な状態がなく，体格が理想体重あるいは健常時体重近くに維持されている状態といえるでしょう．その意味では過剰栄養も栄養障害です．過剰栄養は糖尿病や脂質異常症，

高血圧症などの生活習慣病を引き起こし，虚血性心疾患や脳卒中のリスクを高めます．急性疾患においても，重度の肥満患者が人工呼吸器装着後，筋弛緩薬投与後に自重で肺が圧排されて肺が膨張しなかったために手術を開始できなかったことがありました．過栄養も生命にかかわり得ることを実感した症例でした．

　一方，私たちが直面する入院患者さんのほとんどは，低栄養が問題となる症例です．疾患や治療の影響など何らかの原因によって十分な食事をとれない場合，経口以外の方法で適切な栄養が投与されなければ栄養状態が悪化することは容易に想像できます．低栄養管理が長期化すると，身体機能・臓器機能も低下することも明らかです[1]．

　歴史的に入院患者さんの栄養障害がクローズアップされたのは，1970年のことです．欧米でhospital malnutritionとして問題となりました[2]．その中で，原因のほとんどは医療従事者が適切な栄養管理をしなかったこと，つまり医原性栄養障害であると言及しています．そのころと比較して医学は劇的に進展してきましたが，患者さんの栄養状態は果たして改善しているのでしょうか．福井県立病院（当院）の入院患者さんを対象として調査をしました[3]．ある3カ月間に入院した60歳以上の全入院患者を入院群，年齢層を一致させたドック健診受診者を健診群として，入院時あるいは受診時の各種栄養指標〔血清アルブミン（Alb）値，総コレステロール値，総リンパ球数，体格指数〕を，全体および5歳ごとの年齢層別に比較した結果，健診群の検査値がほとんど正常範囲内であったのに対して，入院群では有意に低く，多くが基準値以下でした．特に血清Alb値の差が顕著で，3.5 g/dL未満を低栄養としたときの出現率は，健診群がどの年齢層でも0.5%以下であったのに対して，入院群では35〜50%と高率でした　図1．血清Alb値は様々なバイアスを受けますが，それを考慮しても健常者では栄養状態は良好に保たれていて，一方，入院患者さんでは明らかに低下していることを確認できました．しかも患者さんの多くは疾患によって代謝が亢進していて，栄養必要量は増大しています．手術など，さらに代謝を亢進させる治療が予定されていることもあります．消化管障害や腎機能・肝機能障害，感染症を合併していることも少なくありません．患者さんは栄養学的に脆弱であることを認識しましょう．

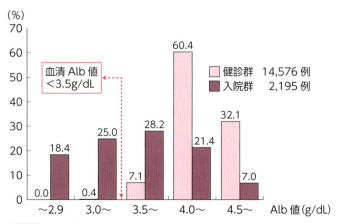

**図1** 血清 Alb 値の分布の比較（全体）
Alb 値＜3.5 g/dL の出現率は，健診群 0.4％に対して入院群では 43.4％と有意に高かった．
（栗山とよ子．Med Nutr PEN Lead. 2019; 3: 110-8[3]より）

## B 特別な栄養療法が必要な患者さんを抽出するために，栄養スクリーニングを実施しよう

　当たり前ですが，適切な栄養管理はすべての患者さんに必要で，基本的な医療行為です．一方ですべての入院患者さんの栄養状態を詳しく分析して，個々の栄養必要量を細かく計算する必要があるかというとそうではなく，また限られた時間とマンパワー下で実現するのは物理的にも無理です．例えば，体格が良好で摂食嚥下機能が保たれ，消化管にも問題がなく，経口で十分量の栄養摂取が可能な患者さんは，自ら必要量を摂取できます．管理栄養士が病態に適した食事内容を選択すれば適切な栄養療法を達成することができます．一方，特別な栄養療法が必要な患者さんは，様々な原因で食事が十分にできなかったり治療上の理由で絶食が必要な患者さん，また低栄養がすでに進行しているか，今後の治療や疾患のために低栄養が進行するリスクの高い患者さんです．そういった患者さんに対しては，個々に栄養治療計画を立てて集中してかかわる必要があります．栄養スクリーニングは，そのような患者さんを拾い上げるための一連の栄養アセスメントの最初のステップです．

　栄養スクリーニングはすべての入院患者さんに実施する必要があるため，時間やコストがかかったり，検者や患者さんの負担になる方法は良いスクリーニングとはいえません．拾い上げすぎたり逆にリスクのある患者さんを見逃したり，検者に

**表1** 栄養スクリーニングツールの種類

| ツールの種類 | 判定方法 | 特徴 |
|---|---|---|
| SGA (Subjective Global Assessment) | 病歴（体重の変化，食物摂取の変化，消化器症状，疾患および疾患と栄養必要量の関係）と身体状態（皮下脂肪，筋肉量，浮腫，腹水）をもとに，主観的に栄養状態を分類する | 世界中で広く利用特別な道具や検査は不要コストもかからない |
| MNA®-SF (Mini Nutritional Assessment-Short Form) | 食事摂取量の変化，体重変化，移動能力，身体的ストレス，精神心理学的な問題，BMIを点数化し，合計点で栄養状態を分類する | 高齢者を対象に開発認知症やせん妄に伴う低栄養の拾い上げに有用 |
| CONUT (Controlling Nutritional Status) | 3項目の血液検査（血清Alb値，総リンパ球数，総コレステロール値）を点数化し，合計点で栄養状態を分類する | 検査値だけで評価できる判断に迷わない |
| S-NUST (Scored-Nutrition Screening Tool) | 体重変化，食事摂取量，消化器症状，寝たきり度，身体的代謝ストレス，身体状態の6項目を点数化し，合計点で栄養状態を分類する | 患者・検者への負担なく，短時間かつ的確に拾い上げられる |

**表2** 栄養指標として用いられるODA（objective data assessment）の例

| | 検査項目 | 特徴 |
|---|---|---|
| 身体測定 | 身長，体重，BMI[*1] | 基本かつ必須の測定項目，体重は毎週測定する |
| | AC[*2]，AMC[*3]，TSF[*4] | 寝たきりでも測定可能測定差が大きく同一検者での評価が望ましい |
| 血液検査 | 血清アルブミン値 | タンパクエネルギー栄養障害の指標として有用 |
| | 総コレステロール値 | 脂質合成能の指標となる |
| | 総リンパ球数 | 免疫能の指標となる |

[*1]: body mass index 体格指数，[*2]: arm circumference 上腕周囲長，[*3]: arm muscle circumference 上腕筋囲，[*4]: triceps skinfold thickness 上腕三頭筋皮下脂肪厚

よって結果が大きく異なるようでもいけません．また，栄養状態は様々な因子の影響を受けますので，1～2項目のデータだけで判断するのは無理です．栄養状態を適切に評価するためには，多方面からのアプローチが必要です．

問診や血液データ，身体計測値などを使った様々なスクリーニング方法　**表1，2**　が提唱されていますが，上記の条件を満たすスクリーニングとして，S-NUST（Scored-Nutrition Screening Tool）　**図2**　を紹介します．S-NUSTは当院で開発した栄養スクリーニングツールで，問診と身体測定値，身体観察所見など6つの評価項目（図の1および3～7）からなり，それぞれを点数化してその合計点で栄養状態を4段階に分類する方法です．また，胃瘻・腸瘻，熱傷がある症例は，個々の栄養治療計画をオーダーメイドで立てる必要がありますので，6項目の

**[基礎編]**

# 栄養スクリーニング：S-NUST

評価日 [　　]

## 1. 体重変化

通常の体重 [　] kg
現在の体重 [　] kg　体重測定日 [　]
身長 [　] cm　身長測定日 [　]

□不変・増加＝0点
□1週間で1kgまたは1カ月で3kgの体重減少＝1点
□同上以上の体重減少＝2点　　[　]点

## 2. NST適応

①熱傷　　　　　　　　□なし　□あり(NST依頼)
②胃瘍・腸瘍　　　　　□なし　□あり(NST依頼)
③胃瘻・腸瘻造設予定　□なし　□あり(NST依頼)

## 3. 食事摂取量

□普段の8割以上＝0点
□普段の4～7割程度＝1点
□普段の3割以下＝2点　[　]点

## 4. 消化器症状

①食欲不振　□なし＝0点　□あり＝1点
②吐き気　　□なし＝0点　□あり＝1点
③嘔吐　　　□なし＝0点　□あり＝1点
④下痢　　　□なし＝0点　□あり＝1点　[　]点

## 5. 寝たきり度

□なし＝0点
□寝たきり＝1点　[　]点

## 6. 身体的代謝ストレス

①発熱　　　　　　□なし＝0点　□あり＝1点
②頻脈　　　　　　□なし＝0点　□あり＝1点
③外傷　　　　　　□なし＝0点　□あり＝2点
④各種癌/肝硬変/
　呼吸器疾患　　　□なし＝0点　□あり＝2点　[　]点

## 7. 身体状態

①体格　□肥満＝0点　□普通＝0点　□軽度やせ＝1点　□重度やせ＝2点
②浮腫　□なし＝0点　□あり＝3点
③褥瘡　□なし＝0点　□あり＝3点
④腹水　□なし＝0点　□あり＝2点　[　]点

合計 [　] 点

## ■判定

○ A(0～2点)：栄養状態良好：栄養学的に問題ありません。
○ B(3～5点)：軽度の栄養不良：現在のところNST対象症例ではありません。ただし、今後摂取カロリーの減少や感染・手術などの侵襲が加わったり臓器障害などを併する場合にはC、Dへの移行が考えられますので注意が必要です。
○ C(6～8点)：中等度の栄養不良：NST対象症例です。経過・病態に応じて栄養療法導入が必要です。Dに移行するリスクあり要注意です。
○ D(9点以上)：高度の栄養不良：NST対策症例です。直ちにNSTによるアセスメントが必要です。

**図2● S-NUST**

6

- 調査期間：2017年1月1日から3月31日
- 対象症例：期間中に新規に入院した全3,427症例　平均年齢59.8±24.3歳

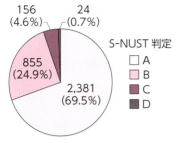

- S-NUST 判定結果
  S-NUST 実施率：99.7%
  (3,416/3,427症例)
  NST 対象となる C, D 患者の割合は
  5.3%であった

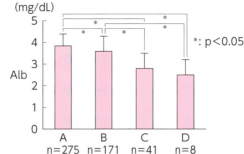

- S-NUST 判定結果と血清 Alb 値との関係
  S-NUST の判定結果は血清 Alb 値と有意に
  相関した

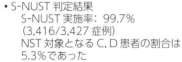

**図3** S-NUST の有用性に関する検討

　合計点数にかかわらず NST (nutrition support team) の対象例としています．そして対象症例，つまり6項目の合計点数が6点以上，および胃瘻・腸瘻，熱傷患者は，すべて特別な栄養療法が必要な患者として NST に連絡し，NST メンバーが詳しく栄養アセスメントを立案して主治医に提言します．「S-NUST の評価項目数は多いな，ただでさえ忙しい入院時に実施するのは大変だな」という印象をもたれたかもしれませんが，どの項目も患者さんの全身状態を把握するために入院時に必ず聞いておくべき，基本的なことばかりです．

　S-NUST 評価の結果が適切に栄養状態を反映しているのか，現場で負担になっていないのかを検証するために，NST chairman（筆者）の立場と，現場で S-NUST を実施する看護師の立場で，それぞれ検討しました．NST chairman の調査では，S-NUST の実施率は99.7%と非常に高く，未実施例はごく短期間の検査入院例などに限られました．低栄養あるいはそのリスクのある患者さんの抽出率は6〜9%，そして S-NUST の判定結果と血清 Alb 値および体格指数（body mass index: BMI）は有意に相関するという結果が得られました　図3 [4]．また看護師の調査では，対象病棟での実施率は100%，実施から NST への連絡までの平均処方時間は47.1秒，さらに実施することにストレスはなく，患者さんの栄養状態に関心をもつようになったとの声が聞かれました　図4 [5]．

　栄養スクリーニングは入院時だけではなく入院中を通して，定期的に実施する必要があります．入院時の状態は良くても手術や化学放射線治療の影響や疾患の悪化によって，あるいは環境変化に伴って認知機能が低下する，などによって十分に食

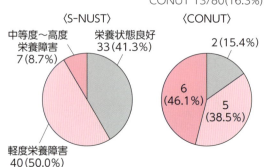

**図4** S-NUSTとCONUTとの比較

べることができなくなり，入院後に栄養状態が悪化することが少なくないからです．当院では原則として1週間ごとに，あるいは変化があればその都度S-NUSTを実施していますが，これを継続できているのは，実施が容易で時間を要さず，納得できる結果が得られるからだと思います．

## C 栄養必要量はどのように算出すればいいのだろう？

　病院の基準食（当院の場合は「常食」「選択食」）は，『日本人の食事摂取基準』に掲載されている各栄養素の推奨量をもとに計算された栄養素を含有する献立が組まれています．基本的な考え方は，男女別に各年齢区分別の平均体重をもつ健康な栄養状態の人が，それを維持するために必要な栄養量です．理想体重に近い体格で代謝異常もなく，栄養素や電解質を調整する必要がない患者さんの場合は，これに沿ったエネルギー量および栄養素量で適切な栄養管理ができますが，多くの患者さんはその条件から外れていて栄養必要量は個々に異なります．そのため一人ひとりの栄養必要量をオーダーメイドで算出する必要があります．具体的な栄養必要量の

求め方をみてゆきましょう.

# 1 はじめに総エネルギー必要量を算出する

総エネルギー必要量には，年齢，性別，身長・体重，活動量，そして代謝を亢進させる身体的ストレスの有無とその程度がかかわってきます．算出にはいくつかの方法が提唱されていますが，よく使われているのは次の2つの方法です.

a) Harris-Benedictの式（H-B式）で基礎代謝量（basal energy expenditure: BEE)[*1]を求めて，これに活動係数（active factor: AF）とストレス係数（stress factor: SF）をかけて総エネルギー消費量（total energy expenditure: TEE）を算出し，これを総エネルギー必要量とする.

b) 簡易的に20〜25 kcal/kgを安静時代謝量（resting energy expenditure: REE)[*2]として，これにSFをかけてTEEを算出する.

計算式で使う体重は，現体重と理想体重（ideal body weight: IBW）を比べて軽いほうとしますが，著しい低体重患者さんの場合は補正体重[*3]を用いることもあります．また，短期間で大幅な体重減少があった場合や浮腫や腹水などで体重が増加している場合は，平常時の体重を用います.

AFは，通常の社会生活を送っている健常者の場合は1.5以上ですが，入院患者では活動量が低下するためベッド上安静の場合は1.2，ベッド外の活動があれば1.3とします．SFは，代謝亢進の程度によって変動します．提唱者であるLongの論文[6)]では小手術1.20，長管骨手術1.35，重症感染1.60の3つが記載されているだけで，それ以外の病態については十分なエビデンスに乏しく，評価者の知識と経験に基づいて決めているのが現状です．著者が目安としているSFの例を 表3 に示します.

症例を使ってTEEを算出してみましょう.

**表3** ストレス係数（SF）の例

| 病態 | | SF |
|---|---|---|
| 慢性的な低栄養状態 | | 0.6〜0.8 |
| 感染症 | 軽度 | 1.1〜1.2 |
| | 中等度 | 1.3〜1.4 |
| | 高度 | 1.5〜1.7 |
| 手術 | 軽度侵襲 | 1.1 |
| | 中等度侵襲 | 1.2〜1.4 |
| | 高度侵襲 | 1.5 |
| 進行がん | | 1.1〜1.3 |
| 骨折 | | 1.1〜1.3 |
| 多発外傷 | | 1.2〜1.4 |
| 熱傷 | | 1.2〜2.0 |
| 発熱 | | 1℃上昇ごとに0.13追加 |

[基礎編]

## 症 例

65 歳男性　身長 170 cm　体重 72 kg　IBW 63.6 kg
急性肺炎（CRP 15 mg/dL）の患者さんの場合
体重は実体重より IBW のほうが軽いので IBW を用いて

a）H-B 式より

　BEE＝66.47＋13.75×63.6＋5.00×170−6.76×65＝1351 kcal/日

　ベッド上安静であり AF 1.2，中等度の CRP 上昇を伴う肺炎を合併しているので SF 1.2 として

　TEE＝1351×1.2×1.2≒1945 kcal/日　と算出できます.

b）25 kcal×体重×SF　で算出すると

　TEE＝25×63.6×1.2＝1908 kcal/日　と算出できます.

---

**Memo** ☞ [*1]Harris-Benedict（H-B）の式

男性: 66.47＋13.75×（体重 kg）＋5.00×（身長 cm）−6.76×（年齢）
女性: 655.10＋9.56×（体重 kg）＋1.85×（身長 cm）−4.68×（年齢）

---

**Memo** ☞ [*2]基礎代謝量（BEE）と安静時代謝量（REE）どう違う？

　BEE は，呼吸・循環・体温調節など，生命を維持するために必要不可欠な最低限のエネルギー量.

　REE は，BEE に栄養を摂取することで生じる消化・吸収・分配に必要なエネルギー量＝栄養素誘導性熱産生量（nutrition induced thermogenesis: NIT または diet induced thermogenesis: DIT）を加えたエネルギー量. BEE の約 1.2 倍.

> **Memo ☞** *3**補正体重について**
>
> 　理想体重（IBW）より20%以上の低体重，あるいは過体重がある場合は，栄養必要量の算出に補正体重を用いる場合があります．
>
> 　補正体重（kg）＝理想体重＋（現体重－理想体重）×0.25　で算出します．
>
> 　例えば，IBW 60 kg，現体重 80 kg の場合
>
> 　　　補正体重（kg）＝60＋（80－60）×0.25＝65 kg
>
> 　　IBW 60 kg，現体重 45 kg の場合は
>
> 　　　補正体重（kg）＝60＋（45－60）×0.25＝56.25 kg　となります．

## 2 たんぱく質必要量を算出する

　算出した TEE を三大栄養素で分配しますが，最初にたんぱく質必要量を決定します．体タンパク質の約2%が毎日分解されて同じ量が新たに合成され，また不可避窒素損失量*4として失われているため分解量だけでは不足します．たんぱく質はほかの栄養素で代用することはできないので，連日欠かさずに必要量を補う必要があるからです．

　平常時は0.8〜1.0 g/kg/日のたんぱく質を摂取すると窒素平衡を維持できますが，ほとんどの入院患者さんでは代謝が亢進して体タンパク質の異化も亢進しているため必要量は増加します．特に外傷や周術期，褥瘡がある場合は創傷治癒を促進するためにも増量が必要です．血清 Alb 値を参考に低タンパク血症も考慮しながら1.0〜1.5 g/kg/日の間で調整しますが，重度の熱傷など代謝亢進に加えて浸出液中に大量のたんぱく質やアミノ酸を失っているような場合では，2.0 kcal/kg/日以上を投与しないと窒素平衡を保てない場合もあります．さらに高齢者では，栄養素の消化・吸収能は保たれるものの体タンパク質合成能が低下するため，血中濃度を高めに維持する必要があります．そのため同じ体重の若年者より1割程度増量するようにしています．ただし一方で，加齢に伴って腎機能が低下しますので，BUN が上昇しない範囲内で調整しましょう．

　たんぱく質必要量を，体内での利用に観点を置いて考えてみましょう．摂取/投与したたんぱく質が本来の役割，つまりエネルギー源ではなく体タンパク質の合成や含窒素生体成分の材料として利用されるためには，非たんぱく質，つまり糖質と脂質から適切なエネルギーの供給が必要です．たんぱく質がエネルギー源として消費されることなく体タンパク質合成が効率よく進むためには，単位当たりの窒素に対する非たんぱく質エネルギー量の比率＝NPE/N 比（non-protein energy/N 比）

あるいは NPC/N 比（non-protein calorie/N 比）に適切な値があり，これは病態によって異なります．平常時は 150 程度が適切[7]ですが，重症熱傷や多発外傷などたんぱく質の需要が著しく亢進している場合は 100〜120 程度[8]，尿素窒素の処理が不十分な進行した慢性腎不全保存期の患者の場合は 300〜500 程度に調整します．

たんぱく質から窒素量を算出するには，どうすれば良いのでしょうか．たんぱく質は，アミノ酸がそれぞれのたんぱく質に特有のアミノ酸配列で多数つながった重合体ですが，窒素の割合はアミノ酸の種類によって異なります．そのため，多種類のアミノ酸からなるたんぱく質全体に占める平均窒素量は，約 16％と見積もられています．例えば，食事や経腸栄養剤に含まれるたんぱく質が 60 g の時，窒素量は 60×0.16＝9.6 g です．一方静脈栄養の場合，構成するアミノ酸の種類と量が製造の過程でわかっていますので，正確な窒素量が輸液バッグや添付文書に記載されています．一度確認してみましょう．

前出の患者さんを例に，いろいろな方法でたんぱく質必要量を求めてみましょう．体格から，入院時の栄養状態に問題はないものと仮定して算出します．

a) 1.1 g/kg/日とすると　1.1×63.6＝<u>70.0 g/日</u>

b) TEE の 15％とすると　1945×0.15＝291.8 kcal

たんぱく質 1 g は 4 kcal なので　291.8÷4≒<u>73.0 g/日</u>

c) NPE/N＝150 とすると　たんぱく質必要量を X，糖質と脂質のエネルギー合計量を Y として

$4 \times X + Y = 1945$ ……①　　$Y/(X \times 0.16) = 150$ ……②

①式より　$Y = 1945 - 4X$

これを②式に当てはめて　$(1945 - 4X)/(0.16X) = 150$

$28X = 1945$　$X \fallingdotseq$ <u>69.5 g/日</u>　となります．

どの方法で算出しても大きな差はありませんね．覚えやすい方法をひとつもっておきましょう．

入院患者さんの中には，低アルブミン血症を伴う栄養状態の悪い患者さんや，受傷前の栄養状態は良くても外傷などで体タンパク質の異化が大幅に亢進した患者さんも少なくありません．程度に応じて投与量を増量する必要があります．1.2〜2.0 g/kg，あるいは TEE の 15〜20％，NPE/N 比 100〜150 の範囲で調整しましょう．逆にたんぱく質投与量の制限が必要な病態，例えば透析を導入していない進行した腎不全患者や肝性脳症を発症している肝硬変患者では，尿素窒素やアンモニアの処理能が低下しているのでたんぱく質投与量を制限する必要があります．これについては本書「Part 2 病態編」の栄養療法で詳しく触れます．

**Memo ☞** *<sup>4</sup>不可避窒素損失量*

たんぱく質を全く含まない食事を摂取していても，窒素は尿や糞便，皮膚・毛髪の脱落などから失われます．同様の食事を1週間続けて排泄量が一定量になった時の窒素量を，不可避窒素損失量といいます．

## 3 次に脂質必要量を算出する

脂質は1g当たり9kcalのエネルギーを産生する効率の良いエネルギー基質です．必須脂肪酸欠乏症を予防するためにも欠くことのできない栄養素であり，必ず投与しましょう．経口投与や経腸栄養の場合，脂肪の割合をTEEの20～30％とします．

前出の患者さんの場合，必要量をTEEの25％とすると

1945×0.25＝486.3　脂質1gは9kcalなので　486.3÷9≒54.0g/日となります．

静脈栄養の場合も，禁忌の病態がなければ（詳しくは基礎編 第3章 p.67，表11を参照）脂肪乳剤を併用します．脂肪を投与しない静脈栄養管理が続くと，小児では約2週間，成人では約4週間で必須脂肪酸欠乏症が発生すると報告されています[9]．適切な投与量についてはエビデンスレベルに相当する報告はありませんが，TEEの10～20％の範囲内[10]で，1.0g/kgを超えない投与量が推奨されています[11]．筆者は，基本的に20％脂肪乳剤100mL/日を連日投与しています．

一方，糖尿病や2型換気障害を伴うCOPDなど，疾患によっては脂質の増量が望ましい場合もあります．

## 4 残りのエネルギーを糖質で補う

糖質は，通常の状態（好気的条件下*<sup>5</sup>）で燃焼すると完全に二酸化炭素と水に分解されるクリーンなエネルギー源です．エネルギー基質として優先的に利用されるため，三大栄養素の中で最も大きなエネルギー比率を占め，平常時ではTEEの60％程度です．具体的には先に求めたたんぱく質と脂質の合計エネルギー量をTEEから差し引いた値が，糖質のエネルギー量です．

前出の例で糖質必要量を算出してみましょう．たんぱく質，脂質のエネルギー比を，それぞれTEEの15％，25％とした時

TEE－（たんぱく質のエネルギー量＋脂質のエネルギー量）＝1945－（73×4＋54×9）＝1167kcal

糖質1gのエネルギー量は4kcalなので　1167÷4≒292g　と算出できます.

---

**Memo ☞** *⁵ 好気的解糖と嫌気的解糖

　グルコースが分解されてATPを産生する時，通常は解糖系→TCA回路（クエン酸回路）→電子伝達系の反応で達成されますが，このうち解糖系でピルビン酸に変換された後は，酸素やビタミン$B_1$の状況によって反応が異なります. これらが十分に存在する条件下（好気的解糖）では，ピルビン酸はアセチルCoAに変換されて細胞質ゾルからミトコンドリアマトリックスに移動して，オキザロ酢酸と結合してクエン酸となりTCA回路へ組み込まれます. 一方，酸素やビタミン$B_1$が十分に存在しない条件下（嫌気的解糖）ではアセチルCoAへ変換できず，ピルビン酸は乳酸に変換されます. 乳酸は血流を介して肝臓に運搬され，グルコースに糖新生されて再び目的の細胞に運ばれて利用されます（Cori回路）. 嫌気的解糖は，血液循環不全や激しい筋肉運動，ビタミン$B_1$欠乏状態，ミトコンドリアをもたない赤血球で進行します.

---

## 5 ビタミン，微量元素必要量を決定しよう

　ヒトに必要なビタミンは13種類，その内訳は脂溶性ビタミン4種類（ビタミンA，D，E，K）と水溶性ビタミン9種類 [8種類のビタミンB群（$B_1$，$B_2$，$B_6$，$B_{12}$，ナイアシン，パントテン酸，葉酸，ビオチン），ビタミンC] です. 基本的には，『日本人の食事摂取基準』に記載された基準量を摂取/投与します. 経腸栄養剤の場合は800〜1200kcal/日を投与すればこれを充足するよう調整されています. 中心静脈栄養（total parenteral nutrition: TPN）の場合，ビタミンを含有しているTPNキット製剤では，基準量（2000mL，ワンパル®の場合は1600mL）を投与すると1日必要量を充足します. 必要量に達しない輸液量が続く場合は，特に水様性ビタミンの欠乏に留意する必要があります. ビタミンを含有していないTPNキット製剤やTPN基本液を用いる場合は，投与開始時から総合ビタミン剤を混注しなければなりません. ビタミン$B_1$欠乏に伴う乳酸アシドーシスやWernicke脳症を引き起こすリスクがあるからです.

　末梢静脈栄養（peripheral parenteral nutrition: PPN）輸液の場合は，ビタミンを含有していない製剤，ビタミン$B_1$だけを含む製剤，9種類の水溶性ビタミンすべてを含む製剤があり，含有している場合は2000mLで1日分の必要量を満たす量に調整されています.

TPN でも PPN でも，自分が処方/投与している輸液の含有ビタミンの有無と種類を確認して，投与量が必要量を満たしているか，長期化するとどんな欠乏症が起こり得るかを頭に置きながら，リスクがあればより良い投与経路・投与内容に変更しましょう．

　ところで，『日本人の食事摂取基準』に記載されている基準量は健常者を対象とした値，つまり健康なヒトがその状態を維持するために 1 日に必要とする量です．しかし患者さんの中には，疾患や入院前の栄養管理の影響で，栄養療法開始時から一部〜複数のビタミンが欠乏している場合があります．例えば，胃全摘術・胃切除術後あるいは回腸末端の切除術の既往がある患者さんでは，ビタミン $B_{12}$ 欠乏症に陥っている可能性があります．アルコールを多飲していた患者さんではビタミン $B_1$ 欠乏症の可能性が高いと推察されます．リスクが予想される場合は栄養投与を開始する前に必ず測定して，特にビタミン $B_1$ に関して欠乏が疑わしい場合は，測定結果を待たずに大量（200〜300 mg/日）のビタミン $B_1$ を数日間投与しながら栄養療法を開始します．詳しくは，Part 2 病態編 第 1 章，第 2 章で解説します．

　微量元素も，ビタミンと同様に『日本人の食事摂取基準』が基本です．経腸栄養剤の場合，ほとんどの製剤が 1200 kcal/日で 1 日必要量を充足できますが，エネルギー必要量が少ない患者さんに対して，より少量（800 kcal/日）で充足できるよう調整した製品もあります．一方，一部の医薬品栄養剤は摂取基準が示される 2000 年以前に開発されたため，いくつかの微量元素を含有していません（詳しくは基礎編 第 2 章 p.32 を参照）．医薬品を投与している場合は，含まれる微量元素の種類を確認しておきましょう．

　微量元素のひとつ亜鉛について，銅との関係で注意が必要なことがあります．亜鉛は多くの重要な生理作用（金属酵素の成分として酵素反応の活性化，核酸合成，体タンパク質合成，免疫反応の調整など）をもっているため，創傷治癒促進や褥瘡改善効果などに期待して，経腸栄養剤の中には含有量を大幅に増量した製品が少なくありません．必要量以上を投与しても腸管からの吸収量が亢進して高亜鉛血症を引き起こすことはほとんどないのですが，吸収されずに消化管内に残留した亜鉛は，構造が似ている銅の吸収を拮抗阻害して，銅の吸収量が低下します．銅も微量元素の 1 種であり，エネルギー代謝や神経伝達物質の産生，活性酸素の除去など生体の基本的な機能に関与する[12]元素です．欠乏すると大球性〜正球性貧血，白血球・好中球減少，心血管系や神経系の異常，筋緊張低下などを引き起こすことが報告されています[13]．経腸栄養管理中にも銅欠乏症を引き起こした症例が報告されていて，その多くは亜鉛製剤を追加したことが背景にありますが[14]，筆者らは亜鉛製剤を投与することなく亜鉛を強化した経腸栄養剤を必要エネルギー量相当投与したこと

【基礎編】

で，銅欠乏症を引き起こした症例を経験しました[15]．投与している栄養剤に含まれる亜鉛と銅の量およびその比率[*6]が適切かを，確認しましょう．

　静脈栄養の場合，中心静脈栄養では TPN キット製剤の中に微量元素を含有している製品もありますが，そうでない製剤の場合は開始時から微量元素製剤を混注します．含有しているキット製剤の場合は，ビタミンと同様に 2000 mL（ワンパル®の場合は 1600 mL）を投与すると 1 日必要量を充足するよう調整されています．そのため基準量以下の投与が長期化すると，含有している微量元素であっても欠乏状態となり得ます．

　微量元素製剤と微量元素を含有する TPN キット製剤，いずれの場合も全必須微量元素 9 種類のうち 5 種類（鉄，亜鉛，銅，マンガン，ヨウ素）の微量元素だけが含まれていて，残りの 4 種類（セレン，クロム，モリブデン，コバルト）は含みません．そのため TPN だけでの栄養管理が長期化すると，特にセレン欠乏に留意する必要があります．セレンの血中濃度を測定して，低下傾向を認めればセレン製剤（アセレンド®）を投与しましょう．繰り返しますが，含有量は欠乏症を改善する量ではなく，正常な状態を維持するための量です．TPN 管理開始と同時に微量元素も 1 日必要量を含む量を投与しましょう．

　末梢静脈栄養の場合は，診療報酬上微量元素製剤を投与することはできません．そのため長期化すると亜鉛欠乏を始めとする欠乏状態を引き起こすリスクがあります．長期間末梢静脈栄養で管理することの問題点は，ここにもあるわけです．

　経腸栄養でも静脈栄養でも，選択した製品や投与量によってはすべての微量元素を充足できないことをわかったうえで，欠乏症を引き起こさないような栄養管理を計画・実践しましょう．

---

**Memo ☞** [*6]亜鉛と銅の含有比率について

『日本人の食事摂取基準（2020 年版）』では，
　　亜鉛の推奨量は，成人男性で 10〜11 mg/日，成人女性で 8 mg/日
　　　耐容上限値は　成人男性で 40〜45 mg/日，成人女性で 30〜35 mg/日
　　銅の推奨量は，成人男性で 0.8〜0.9 mg/日，成人女性で 0.7 mg/日
　　　耐容上限値は　成人男女とも　7 mg/日
　　銅と亜鉛の理想的な投与比率は 1：10[16]，1：38 以下では血清銅の値が低下する可能性は低いとの報告[17]もあるが，銅欠乏症を引き起こした自験例では銅と亜鉛の投与比率は最大でも 1：17 だった．比率は適切でも亜鉛の投与量自体が多いと，銅を増量しても銅欠乏症は起こり得る．

ちなみに，TPN で使用する微量元素製剤に含まれる亜鉛は 60 $\mu$mol（3.92 mg），銅は 5 $\mu$mol（0.32 mg）であり，銅：亜鉛の比率は 1：10 程度である．

## 6 水分必要量の推定も大切

標準体型の成人男子の場合，体重の約 60％を水分が占めています．水分量が不足すると血漿量が低下して循環動態を維持できなくなるため，必要な栄養素を目的の細胞に運搬できず，また老廃物を排出できないなど様々な不都合が生じます．これを防止するために，常に適切量の水分を摂取/投与しなければなりません．

必要量は何を目安に算出すれば良いでしょうか．理論上，排泄する量を補えば良いのですが，水分の IN と OUT から 1 日必要量を考えてみましょう．

IN＝摂取量/投与量＋代謝水

OUT＝尿量＋便中水分量＋不感蒸泄（＋ドレナージ量）

代謝水とは，栄養素から ATP（adenosine triphosphate: アデノシン三リン酸）を産生する時の代謝反応で産生される水分量です．例えば，グルコースの場合 $C_6H_{12}O_6+6O_2=6CO_2+6H_2O＋エネルギー$　の代謝式で発生する水 $6H_2O$ が代謝水です．1 分子のグルコースからエネルギーを得る時に 6 分子の水が発生することになります．通常私たちは混合食を摂取していますので，代謝水の推定量は，体重（kg）×5 mL で概算できます．

例えば体重 60 kg の場合，60×5＝300 mL/日となります．

不感蒸泄は，呼気中に含まれる水分や皮膚から蒸散する水分量で，体重（kg）×15 mL で概算できます．身体活動や環境因子によって影響を受け[18]，とくに発熱時には体温が平熱より 1℃上昇するごとに 200 mL 増えます．

例えば，体重 60 kg の場合，

平常時では　60×15＝900 mL/日

体温が 38.5℃ある場合は，60×15＋200×（38.5－36.5）＝1300 mL/日　と概算できます．

便中に含まれる水分量は，普通便の場合多くても 100 mL 程度なので下痢などでなければ考慮しなくてもよいでしょう．

正確には，連日上記を計算して調整することが理想ですが，現実的ではありません．簡易法として体重（kg）×30～40 mL で必要量を概算し，発熱やドレーンからの廃液など，平常時と異なる部分があれば調整しましょう．計算式に使う体重は，栄養計算の時と同様に IBW と実体重を比較して軽いほうを，BMI＞25 の過体重の

場合は補正体重を用いています．模擬症例を用いて算出してみましょう．

症例①　体重 60 kg　IBW 70 kg　BMI 20　体温 36.5℃　尿量 1800 mL の場合
　　　　実体重を使って

　　水分必要量＝尿量＋不感蒸泄量－代謝水
　　　　　　　＝1800＋60 kg×15 mL－60 kg×5 mL＝1800＋900－300
　　　　　　　＝2400 mL/日

　　簡易法では　60 kg×35 mL＝2100 mL/日

症例②　体重 80 kg　IBW 60 kg　BMI 28　体温 38.0℃　尿量 2000 mL の場合
　　　　補正体重 65 kg を使って

　　水分必要量＝尿量＋不感蒸泄量－代謝水
　　　　　　　＝2000 mL＋65 kg×15 mL＋200 mL×（38.0℃－36.5℃）－65 kg
　　　　　　　　×5 mL
　　　　　　　＝2000＋975＋300－325＝2950 mL/日

　　簡易法では　65 kg×35 mL＋200 mL×（38.0－36.5）＝2575 mL/日

簡易法でも詳細に算出した値とそれほど大きな差がないことが確認できますね．ただし，病態に伴う個体差もあります．推定必要量を投与しながら脱水・溢水がないよう調整しましょう．

## D　経腸栄養か静脈栄養か選択の基準は何だろう？

　十分な食事ができなくなった場合，とりあえず糖電解質輸液を点滴，というケースが多いかもしれません．しかし，糖電解質輸液はエネルギー源としてせいぜい10%のグルコースを含むだけで，2000 mL 投与しても 800 kcal/日．一方，身体活動のために最低でも BEE＋α のエネルギーが必要なので，不足分は貯蔵脂肪や筋肉など身体を切り崩してエネルギー源に充てることになります．糖電解質輸液だけで栄養状態を悪化させずに管理できる期間は短く，数日間が限度と容易に理解できます．というわけで，食事で必要量を摂取できない期間が 1 週間以上と見込まれる場合は，早めに経腸栄養療法か静脈栄養療法を開始しなければなりません．では，両者のどちらを選択するか．決め手になるのは消化管が機能しているかどうかです図5．腸を安全に使えるなら経腸栄養を優先しましょう．静脈栄養より経腸栄養を優先する理由はいくつもあります．例えば，通常の経口摂取に近く生理的な投与経路であること，適切な製剤を選択して適量を投与すればほぼすべての栄養素を充

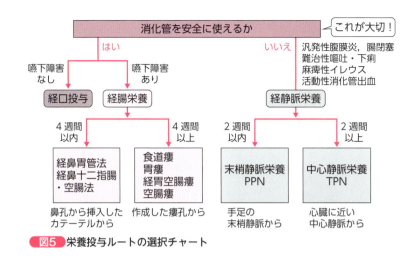

**図5** 栄養投与ルートの選択チャート

**表4** 経腸栄養管理と静脈栄養管理のメリットとデメリット

|  | メリット | デメリット |
|---|---|---|
| 経腸栄養管理 | ・生理的な経路による栄養療法である<br>・腸管の形態・機能が正常に保たれる<br>・全身の免疫能を維持できる<br>・生理的な代謝が行われ栄養効果が高い<br>・手技・管理が容易である<br>・感染症や重篤な合併症が発生しにくい<br>・費用が安い | ・腸管の消化/吸収機能が必要である<br>（成分栄養剤を除く） |
| 静脈栄養管理 | ・TPNは消化吸収能を必要とせずに生体に必要なエネルギー量を投与できる<br>・PPNは容易に実施できる | ・PNだけでの管理が長期化すると<br>　消化吸収能が低下する<br>　免疫能が低下する<br>・PPNは投与栄養量に限界がある<br>・TPNは手技・管理が煩雑である<br>・感染症や重篤な合併症の危険性がある<br>・費用が高い |

足できること，消化管の形態・機能を維持できること，静脈栄養に比べて重篤な合併症が起こりにくいこと，などです **表4**．消化管に栄養を投与することは身体全体への栄養投与とともに，消化管自体にとっても重要です．腸管内に栄養素が投与されることで微絨毛は健全に保たれ十分な消化管粘液分泌能を維持でき，それによって腸管内の病原性微生物や毒素が消化管を通り抜けて血中へ移動する現象，bacterial translocation[7] を防止できます．さらに，パイエル板や腸間膜リンパ節群など，消化管に特有の腸管関連リンパ節群（gut-associated lymphoid tissue: GALT[8]）の形態と機能を維持することができます．解剖学的には体外である消化

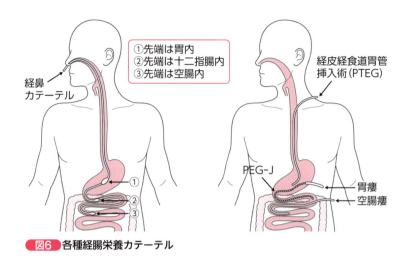

図6　各種経腸栄養カテーテル

　管の粘膜は，常に様々な抗原にさらされています．これらの異物に対して排除しようとする局所防御が働きますが，一方で全身の免疫系に対しては抗原に反応しないよう免疫寛容状態を誘導します．この防御機能の主体となっているのがGALTで産生分泌される分泌型免疫グロブリンA（IgA）です．ラットでの実験で，2週間TPNだけで管理した群（TPN群）と通常の餌で管理した群（コントロール群）を比較すると，TPN群では体重増加や血清タンパク質量などの栄養指標はコントロール群と差はなかったものの，絨毛の萎縮とともにパイエル板数の著しい減少・萎縮がみられたことが報告されています[19]．

　以上の理由から，消化管へ安全に栄養を投与できる状態であれば，経腸栄養を優先します．予想される経腸栄養の継続期間，つまり十分な経口摂取が可能になるまでの期間が4週間以内と推定されるなら経鼻栄養カテーテルを介して，それ以上かかりそうであれば消化管瘻の造設を選択します．

　経鼻経路の場合，栄養カテーテルの先端位置はどこが適切でしょうか 図6左．基本的に胃内留置とします．胃内に投与された栄養剤は胃酸の殺菌作用を受け，少量ずつ幽門輪から十二指腸に排出されます．それによって適切な消化吸収作用を受けることができ，経口摂取に近い生理的な経路をたどります．ただし，胃食道逆流による誤嚥性肺炎のリスクが高い場合は，カテーテル先端を胃内ではなくトライツ靱帯より肛門側の上部空腸に置くと安全です．その場所であれば投与された栄養剤が逆流することはまずありません．

　消化管瘻を造設する場合も同様の理由で胃瘻が基本です．胃切除〜胃全摘後状態，食道がん術後など解剖学的に胃瘻を造設できない場合は，腸瘻を選択します 図6右．

PTEG（percutaneous trans-esophageal gastro-tubing）は，頸部から特殊な器材を使って食道にカテーテルを挿入して先端を胃内に留置し，栄養投与や減圧に利用する方法です．胃瘻造設が困難な症例で考慮されます．

経鼻栄養カテーテル，腸瘻とも，先端が空腸に留置されている場合は，胃内での貯留機能と排出調整が機能しないため，下痢やダンピング症状を引き起こすリスクがあります．防止するためには投与速度を胃内への投与より低速にする必要があります．詳しくは第2章で解説します．

一方，病態によっては消化管を安全に使えない場合があります．例えば汎発性腹膜炎，腸閉塞，消化管出血がある場合などです．このような場合，消化管に栄養を投与すること自体が病態を悪化させることになるため，経腸栄養管理は適応になりません．静脈栄養を選択しましょう．

静脈栄養には末梢静脈栄養（PPN）と中心静脈栄養（TPN）の2つがあります．詳しくは第3章で解説しますが，ここではざっくりと両者の特徴と違いを押さえておきましょう．

PPNは四肢の末梢静脈に先端を留置したカテーテルから，TPNは上大静脈・下大静脈に先端を留置したカテーテルから栄養輸液を投与する方法です．血流量の関係から末梢静脈に投与できる輸液の浸透圧には限界があるため，PPNだけでは適切な水分投与内で必要量を充足することは困難です．2週間以上静脈栄養だけでの管理が予想される場合は開始時からTPNを選択するか，早めにTPNに切り替えましょう．

TPNは血流量が多く血流速度が速い中心静脈に輸液を投与するため，浸透圧比4以上の輸液を問題なく投与できます．そのため症例に必要な栄養量を含む輸液を投与することができます．中心静脈カテーテル（central venous catheter: CVC）の刺入部位には，鎖骨下静脈，内頸静脈，大腿静脈から穿刺する従来の中枢挿入式中心静脈カテーテル（centrally inserted central venous catheter: CICC）と，尺側皮静脈あるいは橈側皮静脈からカテーテルを挿入する，末梢挿入式中心静脈カテーテル（peripherally inserted central venous catheter: PICC）があります **図7**．最近は安全性や感染性合併症の面からPICCが選択される場合が増えています．大腿静脈からの穿刺は，感染率や血栓形成率が高いことがわかっていますので，よほどの理由がない限り避けましょう[20]．

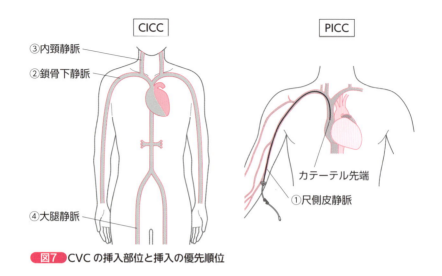

図7 CVCの挿入部位と挿入の優先順位

> **Memo** ☞ *6 bacterial translocation
> 　Bacterial translocation（BT）とは，腸管内に生育する生菌が腸管上皮を通過して腸管以外の臓器に移行する現象を指します．細菌だけではなく，腸管内のトキシンが移行して腸管粘膜やリンパ節の中で産生されたサイトカインによって引き起こされるSIRS（全身性炎症反応症候群）も，BTに含めることもあります．消化管粘膜の菲薄化や破綻によって粘膜表面を覆っている粘液層が減少することで透過性が高まり，腸管内の微生物やトキシンなどが腸管内から流出することによって発症します．長期間経口・経腸栄養を実施せず腸管内に栄養素が供給されないと，腸管壁の形態と機能を維持することができなくなり，BTが発症しやすくなります．

> **Memo** ☞ *7 gut-associated lymphoid tissue（GALT）
> 　腸管や胃，鼻腔などの粘膜にはmucosa associated lymphoreticular tissue（MALT）とよばれる粘膜関連リンパ組織が存在していて，そのうち腸管に存在するMALTを腸管関連リンパ組織（gut-associated lymphoid tissue: GALT）とよびます．GALTはパイエル板，粘膜固有層，粘膜固有層リンパ球，腸管上皮細胞間リンパ球，腸管上皮細胞などで構成され，腸内の抗原に反応して腸管粘膜を保護する腸管免疫組織として働くだけではなく，免疫担当細胞の分化や全身の免疫能の制御にも関与しています．

# E 実践している栄養療法が適切かどうかを判断するにはどうすればいいのだろう？

ここまで，特別な栄養療法を必要とする患者さんのスクリーニング方法，抽出された患者さんの栄養必要量の求め方，投与ルート決定の考え方について解説してきました．適切な栄養投与ルートから，必要な栄養量を投与できれば栄養療法は完成！と思いがちですが，そうではありません．栄養療法がスタートしただけであってここからが大切です．開始時に算出した栄養必要量はあくまでも目安です．投与後の消化吸収能や代謝状況には個人差があり，同一個体内でも疾患の違いや重症度，治療の経過によって必要なエネルギー量や栄養量は変動します．実際の代謝量は予想より亢進していて，算出した推定量では不十分かもしれません．逆に推定量より実際は低くて，過剰投与になっているかもしれません．今行っている栄養投与内容で栄養治療効果が得られているか，栄養を投与することで合併症を引き起こしていないか，そういったことを定期的にモニタリングしてアセスメントし，必要に応じて修正する，これを繰り返して初めて一連の栄養管理が成立します 図8 ．

栄養治療効果を判断するには何を指標にすればいいでしょうか．いくつかの指標があげられますが 表5 ，ひとつの指標だけで評価するのはムリです．複数の指標を使って多方面からアプローチしましょう．

体重は重要な指標のひとつです．入院時には身長とともに必ず測定して，以後は週1回の測定を続けましょう．測定するタイミング（例えば，食前/食後，衣服，排泄前後など）や脱水・溢水の有無，浮腫の存在などによって変動しますので，毎回できるだけ同じ状況で測定して，浮腫など特別なことがあれば併記しましょう．立位を保つことができず，通常の方法では体重測定ができない場合もあるでしょう．車椅子へ移乗できるなら車椅子用体重計や，ベッドに臥床したまま測定できる体重計を利用する方法もあります．1週間で数キロ以上の変動がある場合は栄養状態より体液の喪失や貯留を考えましょう．そのためにも常に前回の測定値と比較することが大切です．

いくつかの血液検査値も栄養指標として利用されます．代表的な指標は，血清アルブミン（Alb）値，rapid turnover protein（RTP），ヘモグロビン

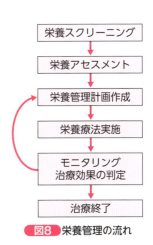

図8 栄養管理の流れ

**表5** 栄養指標として用いられる主な ODA の例

| | 検査項目 | 特徴 |
|---|---|---|
| 身体測定 | 身長，体重，BMI[*1] | 基本的かつ必須の測定項目，体重は毎週測定する |
| | AC[*2]，AMC[*3]，TSF[*4] | 寝たきりでも測定可能<br>ただし測定差が大きく同一検者での評価が望ましい |
| 尿検査 | 一般検尿 | 尿中タンパク，尿糖，尿潜血など定期的に測定 |
| | 24 時間尿中窒素排泄量 | 窒素バランスの測定に利用 |
| 血液検査 | Alb，Tf，TTS，RBP | タンパクエネルギー栄養障害の指標として有用 |
| | 微量元素，ビタミン | 栄養投与内容や術後・疾患に伴う欠乏症を検索 |
| | 総リンパ球数 | 免疫能の指標となる |
| 身体構成成分 | BIA[*5]法 | 水分量，脂肪量，筋肉量などを測定 |
| | DXA[*6] | 体脂肪量，除脂肪量を各部位ごとに測定 |

[*1]: body mass index 体格指数，[*2]: arm circumference 上腕周囲長，[*3]: arm muscle circumference 上腕筋囲，[*4]: triceps skinfold thickness 上腕三頭筋皮下脂肪厚，[*5]: bio-electrical impedance analysis，[*6]: dual energy X-ray absorptiometry

**表6** 血清 Alb 値に影響を与える因子

| 上昇させる因子 | 脱水 |
|---|---|
| 低下させる因子 | 低栄養，栄養投与不足<br>CRP 上昇（手術，外傷，熱傷，感染症などの侵襲）<br>肝機能障害，腎不全・ネフローゼ症候群，溢水など |

(Hb)，総リンパ球数（total lymphoid count: TLC），総コレステロール（total cholesterol: T-Cho）値などです．

　血清 Alb 値は栄養指標として最もよく利用される血清タンパク質です．血清タンパク質全体の約 60%を占め血中で様々な役割を担っています．例えば，Alb が作り出す膠質浸透圧によって血管内に水分をとどめて血漿量を維持し，薬物を含め様々な物質と結合して目的の臓器に運搬し，酸化還元緩衝作用を発揮する，などです．栄養状態が悪化すると血中濃度が低下しますが，栄養指標として利用する時にはいくつか注意点があります．例えば，血管外に血中と同程度かそれ以上が存在するため血中濃度が全体の Alb 値を反映しない可能性があること，半減期が約 20 日と長いため短期間の栄養治療効果指標としては鋭敏でないこと，炎症があると反応性に低下すること，脱水や溢水があると血中濃度が真の値を反映しないこと，などです **表6** ．特に入院時には脱水や CRP 上昇を伴う患者さんが少なくないので，評価には注意が必要です．上記の理由から，一部で血清 Alb 値は栄養指標として有用ではない，との考え方もあるようですが，長年利用されてきた有用な栄養指標である

ことには間違いありません．一般的な生化学検査項目であり測定費用も安価です．上記の特徴を理解して，体液量が適切に補正されているか，炎症反応はどうかなど考慮したうえで，1〜2週ごとに定期的に測定し，有効に活用しましょう．

RTP は，Alb に比べて半減期が短く血管外プールが小さい血清タンパク質です．トランスフェリン（transferrin: Tf），トランスサイレチン（transthyretin: TTR），レチノール結合タンパク質（retinol-binding protein: RBP）の 3 つがあり，半減期はそれぞれ 7 日間，2 日間，0.5 日間です．このうち Tf は鉄を運搬するタンパク質で，ヘモグロビンの合成や鉄代謝に重要な役割をもっています．血中タンパク質が低下すると血中濃度が低下し，一方，鉄欠乏状態では上昇します．TTR は，サイロキシンと RBP の輸送タンパク質です．構成するアミノ酸組成内でトリプトファンの含有量が多く，トリプトファンは肝臓でタンパク質が合成されるときの律速アミノ酸であることから，最も鋭敏に栄養状態を表す指標と考えられています[21]．RBP は，レチノールを運搬するタンパク質です．低栄養だけではなく腎機能低下時やビタミン A 欠乏時には低値を示します．RTP は，低栄養状態や栄養投与量が不十分な状況で低下し，半減期が短いため短期間の栄養状態の変化を敏感に反映しますが，ほかの状況下，例えば術後や感染症などのストレス時や肝機能低下によっても低下します．  表7  に Alb と RTP の特徴をまとめました．特徴を把握したうえで，上手に利用しましょう．

TLC は，免疫能を反映する指標として使われます．白血球数にリンパ球の比率をかけた値がリンパ球数であり，例えば白血球数 6000/$\mu$L，リンパ球比率 30%の場合，TLC＝6000×0.3＝1800/$\mu$L です．免疫能は栄養状態に左右されるので，栄養状態が悪化すると総リンパ球数は低下し，1500/$\mu$L 以下であれば中等度以上の栄養障害が疑われます．ただし骨髄の疾患や炎症性疾患によって白血球が増加している時は，栄養状態より疾患の影響を強く受けますので，このような病態では有用ではありません．

繰り返しますが，単独で適切に栄養状態を反映する指標はありません．それぞれの指標の特徴と利用する時の注意点を理解して，身体測定・身体観察，血液検査など複数を組み合わせて，多方面から栄養治療効果を判定しましょう．そして必要に応じて栄養療法を修正して実践し，モニタリングを繰り返すのが，最も現実的で効果的な方法です．

栄養治療効果のモニタリングと並行して，栄養投与によって引き起こされる代謝性合併症のチェックも必要です．例えば，投与している経腸栄養剤や輸液製剤が病態に適合していないと，血清電解質（ナトリウム，カリウム，リンなど）が上昇・低下することがあります．たんぱく質の投与量が過剰だと血中尿素窒素が上昇し，

**表7 栄養指標として用いられる血清タンパク質**

| 略号 | レチノール結合タンパク RBP | トランスサイレチン TTR | トランスフェリン Tf | アルブミン Alb |
|---|---|---|---|---|
| 役割 | ビタミンAの輸送タンパク質 | サイロキシンとRBPの輸送タンパク質 | 鉄の輸送タンパク質 | 血漿浸透圧維持<br>物質運搬能<br>酸化還元緩衝機能 |
| 分子量 | 21000 | 55000 | 76500 | 67000 |
| 基準値 | 2.5〜8.0 mg/dL | 21〜43 mg/dL | 205〜370 mg/dL | 3.8〜5.0 g/dL |
| 半減期 | 0.5日 | 2日 | 7日 | 20日 |
| 基準値 | 3.0〜6.0 mg/dL | 22.0〜42.0 mg/dL | 190〜340 mg/dL | 4.2〜5.3 g/dL |
| 長所 | 半減期が非常に短く血中濃度も低いため，変化を鋭敏に反映する | 最も鋭敏な栄養指標 | 合成量はタンパク質欠乏を鋭敏に反映する | 長期的な栄養状態の管理に適するコストが安い |
| 短所 | ビタミンA欠乏，重症肝疾患，感染症などで減少する腎不全，脂肪肝で上昇する | 感染症，急性炎症で減少する肝機能障害で低下する | 鉄欠乏状態で増加する感染症，炎症で減少する肝疾患の影響を受ける | 半減期が長く，血管外プールが多いため，栄養状態を鋭敏に反映しにくい |

糖質投与量が糖の代謝能を上回っていると血糖値や肝酵素の上昇を引き起こすことがあります．水分投与量が不適切だと脱水や溢水を引き起こし，血液検査指標にも影響します．これらを定期的にチェックして合併症を防止しつつ，安全で効果的な栄養療法を達成しましょう．具体的には第2章，第3章で詳しく触れてゆきます．

## 文　献

1) Gallagher-Allred CR, Voss AC, Finn SC, et al. Malnutrition and clinical outcomes: the case for medical nutritional therapy. J Am Diet Assoc. 1996; 96: 361-6.

2) Butterworth CE Jr. Malnutrition in the hospital. JAMA. 1974; 230: 879.

3) 栗山とよ子．高齢者に栄養評価指標の基準値は適用できるのか？—高齢健常者と高齢入院患者の栄養指標値の比較より—．Med Nutr PEN Lead. 2019; 3: 110-8.

4) 栗山とよ子，森川　渚，近藤亜希，他．栄養スクリーニングツール S-NUST の有用性に関する検討．Med Nutr PEN Lead. 2017; 1: 108-14.

5) 菜畑麻香，栗山とよ子，森川　渚，他．実施者の立場から見た栄養スクリーニングツール S-NUST の有用性に関する検討．Med Nutr PEN Lead. 2018; 2: 150-7.

6) Long C, Schaffel N, Geiger J, et al. Metabolic response to injury and illness: estimation of energy and protein needs from indirect calorimetry and nitrogen balance. JPEN. 1979; 3: 452-6.

7) Rutten P, Blackburn GL, Flatt JP, et al. Determination of optimal hyperalimentation

infusion rate. J Surg Res. 1975; 18: 477-83.

8) Cerra FB, Shronts EP, Raoup S, et al. Enteral nutrition in hypermetabolic surgical patients. Clit Care Med. 1989; 17: 619-22.

9) O'Neill J, Caldwell M, Meng H. Essential fatty acid deficiency in surgical patients. Ann Surg. 1977; 185: 535-42.

10) 日本静脈経腸栄養学会, 編. 静脈経腸栄養ガイドライン第3版. 東京: 照林社; 2013. p.125.

11) 日本静脈経腸栄養学会, 編. 静脈経腸栄養ガイドライン第3版. 東京: 照林社; 2013. p.146.

12) O'Dell BL. Sund RA. Handbook of nutritionally essential mineral elements. New York: Maecel Dekker: 1997. p.231-73.

13) Uauy R, Olivares M, Gonzalez M. Essentiality of coppse in humans. Am J Clin Nutr. 1998; 675 (5 suppl): 942-59.

14) 甲原芳範, 菅 聡. 経管栄養管理中に発症し, 診断と治療に難渋した銅欠乏症の1例. 日静脈経腸栄会誌. 2016; 31: 1150-2.

15) 栗山とよ子, 近藤亜希, 森川 渚, 他. 亜鉛含有量の多い経腸栄養剤投与により銅欠乏性貧血を発症し, 栄養剤の変更で改善した1例. Med Nutr PEN Lead. 2019; 3: 129-34.

16) 湧上 聖. 褥瘡と亜鉛. 治療. 2005; 87: 88-93.

17) 湧上 聖, 小橋川広樹. ポラプレジンク（プロマック）を用いた亜鉛補充時における血清銅に対する影響. New Diet Therapy. 2004; 20: 157.

18) 吉岡伴樹. 輸液療法—最近の進歩と展望, 体液異常の病態生理. 医学のあゆみ. 1994; 168: 334-41.

19) Tanaka S, Miura S, Tashiro H, et al. Morphological alteration of gut-associated lymphoid tissue after long-term total parenteral nutrition in rats. Cell Tissue Res. 1991; 266: 29-36.

20) Trottiler SJ, Veremakis C, O'Brien J, et al. Femoral deep vein thrombosis associated with central venous catheterization: results from prospective, randomized trial. Crit Care Med. 1995; 23: 52-9.

21) 井上善文, 岡田 正. 血清蛋白. In: 岡田 正, 武藤輝一, 高久史麿, 他編, 臨床栄養の進歩. 東京: 光生館; 1994. p.13-25.

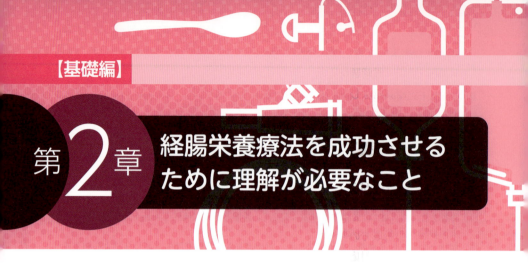

【基礎編】

# 第2章 経腸栄養療法を成功させるために理解が必要なこと

　何らかの原因によって経口での栄養摂取が困難な場合の栄養療法は，消化管の機能が保たれているなら経腸栄養が第一選択です（詳しくは第1章を参照）．ここでは脳出血を発症して嚥下機能が障害された患者さんを例に，基本的な経腸栄養療法の考え方と手順，そして合併症とその対策をみてゆきましょう．

### 症例

80歳　男性　身長175 cm　体重73 kg　IBW 67.4 kg　BMI 23.8

**合併症** 高血圧症　脂質異常症

**現病歴** 発症前のADLは自立，基礎疾患に対して近医で内服治療を続けていた．自宅でひとりで入浴していたが，洗い場で倒れているところを家族が発見．当院ERに救急搬送された．到着時の意識レベルはJCS（Japan Coma Scale）100，頭部MRI検査で左大脳に脳出血を認め，緊急血腫除去術を実施．1週間が経過した時点で，循環動態・呼吸状態を含め全身状態は安定し，頭部CT検査でも再出血や脳ヘルニアは認めず，意識レベルもJCS 10～20に改善した．しかし，同時期の言語聴覚士（speech therapist: ST）の評価では，意識の回復が不十分であり，経口での栄養管理は困難と判断された．
入院時より糖電解質輸液（維持液1000 mL＋細胞外液補充液1000 mL）およびグリセオール®注（濃グリセリン・果糖注射液）が投与され，体重は入院時より1 kg減少している．

**血液検査値**

　Alb 3.4 g/dL，Hb 12.5 g/dL，TLC 1900/$\mu$L，T-cho 260 mg/dL，CRP

0.12 mg/dL

　肝胆道系酵素・電解質は正常範囲内，腎機能障害なし．その他，血算・一般生化学検査値に異常なし

## 《患者さんの栄養アセスメントを実施しよう》

### ▶特別な栄養管理が必要な状況か

　入院時の S-NUST を使った栄養スクリーニングでは B 判定でした．しかし，今後も当分の間経口摂取での栄養管理は困難な状況です．したがって，特別な栄養療法が必要な症例として対応します．

### ▶推定栄養必要量を算出しよう

　栄養必要量の算出に用いる体重は現体重と IBW を比べて軽いほう，本症例の場合は IBW を使いましょう．

　BEE は，H–B 式より 1329 kcal/日，床上安静状態であることと 80 歳年齢から活動性は低く AF は 1.1，感染症や手術など代謝を亢進させる病態はなく SF 1.0 とすると，TEE＝1329×1.1×1.0≒1462 kcal/日

　[ちなみに　体重 (kg)×25 kcal で算出すると，TEE＝67.4×25＝1685 kcal/日となります.]

　たんぱく質は，軽度の低 Alb 血症と年齢に伴う体タンパク質合成能の低下を加味して，1.2 g/kg として　67.4×1.2≒81 g/日

　脂質は，特に制限の必要はなく TEE の 25％として

$$1460×0.25＝365 kcal ⇒41 g/日$$

　糖質は，TEE からたんぱく質と脂質の熱量を引いて

$$1460－(81×4＋41×9)＝767 kcal ⇒192 g/日$$

　ビタミン・微量元素は 1 日必要量を満たす量

　水分必要量は，35 mL/kg として　67.4×35≒2360 mL/日　と算出しました．

### ▶現行の栄養投与内容の問題点を考えよう

　入院から 1 週間，4.3％のグルコースを含む維持輸液 1000 mL と 5％のグルコースを含む細胞外液補充液 1000 mL，グリセリン・果糖配合点滴静注 500 mL（グリセリン 50 g，果糖 25 g を含む）が投与されています．

　含有する栄養量は（グリセリン，果糖が完全に利用されるとして）以下の通りで

す.

エネルギー量 672 kcal　アミノ酸 0 g　脂質 0 g　糖質 168 g　Na 243 mmol
K 24 mmol

（糖質は，維持液 43 g＋細胞外液補充液 50 g＋グリセオール® 注 75 g）

エネルギー源は糖質だけで，アミノ酸と脂肪は含まず，ビタミン・微量元素も全く含まれていません．熱量は必要推定量の半分以下（46.0％）で，不足分のエネルギー源を補うために貯蔵脂肪からの脂肪酸とともに筋タンパク質を分解したアミノ酸が動員されている状況です．

さらに，現行の輸液に含まれる電解質は $Na^+$，$K^+$，$Cl^-$ だけで，電解質組成が細胞外液に類似した輸液の割合が多いため，$Na^+$・$Cl^-$ は過剰（食塩に換算して 14.2 g），$K^+$ の含有量は不十分です．

以上の理由から，現状の輸液での管理を続けると，栄養状態だけではなく電解質にも支障をきたす可能性があります．

## ▶ どこから栄養を投与するのが適切だろう？

患者さんの全身状態は循環動態を含めて安定していて，十分な栄養投与ができる状況です．経口，経腸，経静脈の投与経路のうち，食べられる状態，つまり摂食認知機能が保たれているなら経口投与が最優先されますが，今の時点では意識レベルがクリアではなく嚥下機能を評価すること自体ができません．ではどうしましょう？　経腸栄養か静脈栄養かで迷いますが，消化管に問題がなければ経腸栄養を選びます．第 1 章でも触れましたが，理由はいくつかあります．まず腸管に栄養を投与することで，全身に栄養を届けるだけではなく腸管自体の integrity を保つことができます．それによって bacterial translocation を防止でき，また腸管関連リンパ組織（gut-associated lymphoid tissue: GALT）を健全に保つことができます．さらに，経腸栄養は静脈栄養に比べてカテーテル関連血流感染症（catheter related blood stream infection: CRBSI）（詳しくは基礎編　第 3 章　p.70 を参照）といった重篤な合併症を起こしにくく，必要な栄養素すべてを投与できるのも利点です．患者さんの場合，嚥下機能が障害されているだけで食道以下の消化管には問題はありませんので，今の段階では栄養療法の第一選択は経腸栄養ですね．

## ▶経腸栄養療法を，いつから始めて何に注意すべきだろう？

　この患者さんで注意が必要なのは，経腸栄養投与開始のタイミングです．2020年度の診療報酬改定で集中治療室（ICU）における早期栄養介入管理加算が新設され，「腸管機能評価を実施し，入院後48時間以内に経腸栄養等を開始する」ことが，加算算定の条件として記載されました．これによって経腸栄養投与の開始は早ければ早いほど良いと解釈される傾向があります．ただ，個人的には脳卒中患者さんに関しては少し慎重になる必要があると思っています．つまり超急性期の治療によって脳浮腫のリスクが軽減し，嘔吐のリスクが低下してからの開始が安全です．開始時は，1日200 mL程度を10〜20 mL/時の速度で慎重に．栄養改善より腸管の形態・機能の低下防止を目的とした投与量にとどめ，状態を診ながら連日漸増しましょう．そしてその間は適切な静脈栄養投与で低栄養の進行を防ぎましょう．

## 《経腸栄養剤にはどんな種類があって，どう違うのだろう？》

　経腸栄養が適切と判断したら，栄養剤を選択して投与計画を立てていくことになりますが，経腸栄養剤の種類は非常に多く，所属先にも複数種類が採用されていることと思います．なにがどう違うのか，担当する患者さんにはどの栄養剤が適切なのか，選択に悩むことも多いでしょう．そこでまず，経腸栄養剤を分類して整理し，それぞれの特徴をおさえておきましょう．

## ▶経腸栄養剤はどのように分類されるのだろう？

　分類方法には，規定する法律の違いによる分類と，窒素源の形態の違いによる分類があります　図1．

### 1）規定する法律の違いによる分類

　経腸栄養剤には薬事法と食品衛生法という2つの法律が関係しています．このうち薬事法で規定されるのは医薬品経腸栄養剤です．これは内服薬や輸液製剤などと同様に，医師の処方が必要です．また適応の対象となる病名が必要です．2024年4月現在，医薬品の栄養剤は11種類があり，薬剤部で管理します．保険が適用されますので，費用負担の面からほとんどの在宅療養の患者さんは医薬品を用います．全11種類のうち9種類を使用するにあたっては注意が必要なことがあります．というのは，『日本人の栄養所要量』（現在の『日本人の食事摂取基準』）が発刊される2000年まではセレンやヨウ素など一部の微量元素の摂取基準が示されていませんでした．そのためそれ以前に発売された9種類の医薬品栄養剤は，これらの微量元素を含有していません．特にセレンは，欠乏すると心筋障害など重篤な症状を引き

第2章　経腸栄養療法を成功させるために理解が必要なこと

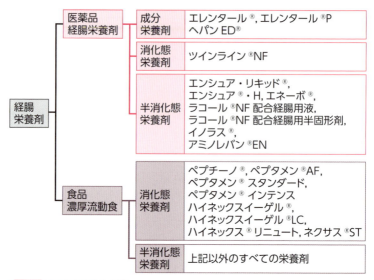

**図1** 経腸栄養剤の分類

起こすリスクがありますので，これらの栄養剤を単独で長期間用いる場合には，注意が必要です．セレンの血中濃度を測定して低下傾向があればセレン製剤（アセレンド®）を投与すべきなのですが，残念ながら経腸栄養管理下では血中濃度測定の保険適用がありません．さらにこれら9種類は，食物繊維も含有していませんので，下痢や便秘などの便通異常がある場合は別に水溶性食物繊維を追加水に溶解して投与することもあります．2000年以降に発売されたエネーボ®（ヨウ素は含有しない），イノラス®には，全ての必須微量元素および食物繊維が配合されています．

　一方，上記11種類の医薬品栄養剤以外の栄養剤は，すべて食品衛生法で規定される食品です（正確には食品扱いの栄養剤は「経腸流動食」と表記しますが，本書では両者ともに「経腸栄養剤」と記載します）．2024年4月現在，様々な工夫をした少なくとも100を超える食品栄養剤があり，患者さんの状態に合わせた経腸栄養剤を選択することができます．

## 2）窒素源に基づく分類

　窒素源，つまりたんぱく質が，すべてアミノ酸まで分解された形で含まれているか，アミノ酸からオリゴペプチドまでを含んでいるか，未消化のたんぱく質そのままの形態かによって分類する方法です．それぞれを成分栄養剤，消化態栄養剤，半消化態栄養剤とよびます．「半消化態」に関しては，未消化なのに「半消化態」の呼称は違和感があります．そこでそれぞれを，アミノ酸栄養剤，ペプチド栄養剤，ポ

表1 窒素源の違いによる経腸栄養剤 それぞれの特徴

| | 消化態栄養剤 | | 半消化態栄養剤 |
|---|---|---|---|
| | 成分栄養剤 | 消化態栄養剤 | |
| 窒素源 | アミノ酸 | オリゴペプチド | ポリペプチド |
| 浸透圧 | 高い ← | | → ほぼ等張 |
| 吸収 | 容易 ← | | → 消化機能が必要 |
| 食物繊維 | 無 | 無 | 無～強化 |
| 糖質 | デキストリン | デキストリン | デキストリン |
| 脂質 | LCT 極少量～標準量 | LCT 無～標準量 | LCT（・MCT） 標準～高含有 |

LCT: long chain triglyceride, MCT: middle chain triglyceride

リペプチド栄養剤とよぼうという提言もあります[1]．こちらのほうが組成をより正確に表していますね．たんぱく質以外の栄養素に関しては浸透圧を上げないために，糖質はある程度まで分解したデキストランの形で，脂質はトリアシルグリセロールの形で含まれています 表1．

窒素源に基づいて分類した3タイプに沿って，詳しく見てゆきましょう．

## ▶窒素源で分類した栄養剤，それぞれの特量を理解しよう

### 1）成分（アミノ酸）栄養剤 表2

成分栄養剤には，エレンタール®，エレンタール® P，ヘパンED®の3種類があり，すべて医薬品です．窒素源は結晶アミノ酸で，ほかのすべての成分も化学的に明らかなものだけからなっていて，食物繊維は含まず残渣を残しません．製剤は粉末状で，使用時に水に溶かして用います．エレンタールPは2歳までの小児が対象で，アミノ酸組成は母乳をもとに調整されています．ヘパンEDは分岐鎖アミノ酸（branched chain amino acid: BCAA）の含有量を強化し，肝性脳症を伴う肝不全患者に適したアミノ酸組成に調整されています．

汎用タイプのエレンタールについて，詳しく見てゆきましょう．アミノ酸組成は鶏卵のアミノ酸組成をベースに調整されています．消化機能が低下した症例や腸管の安静が必要な症例が対象となりますが，投与にあたってはいくつか注意点があります．ひとつは窒素源がアミノ酸からなっているために単位重量当たりのモル濃度が高く 図2，規定量で溶解したとき（300 mLに fill up; 1 kcal/mL）の浸透圧は761 mOsm/Lになります．これは体液の浸透圧（285±5mOsm/L）を大幅に上回っていますので，周りから腸管内に水を引き込んで浸透圧性下痢を引き起こすことがあります．防止するためにはごく低速（20～30 mL/時）で開始してゆっく

### 表2 成分栄養剤の種類

| 栄養剤名 | kcal/g | g/100 kcal (%) アミノ酸 | g/100 kcal (%) 脂肪 | g/100 kcal (%) 糖質 | 浸透圧* mOsm/L | 特徴 |
|---|---|---|---|---|---|---|
| エレンタール® | 300/80 | 4.4 (18) | 0.17 (1.5) | 21.1 (79) | 761 | 化学的に明確な成分だけで構成される 脂肪含有量が非常に少ない |
| エレンタール® P | 156/40 312/80 | 3.14 (12.6) | 0.9 (8.1) | 19.9 (79.6) | 630 | 新生児〜2歳未満の乳児用 乳児の代謝に応じて微量栄養素量が調整されている タウリンを配合 |
| ヘパンED® | 310/80 | 3.6 (14.4) | 0.9 (8.1) | 19.9 (79.6) | 684 | 肝性脳症を伴う肝不全患者が適用 BCAAを大幅に強化（全アミノ酸量の48.7%）|

*: 標準的な希釈濃度で溶解した場合

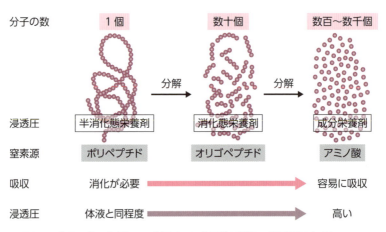

*浸透圧は分子の数に比例する．分解すると分子数が増えて浸透圧は高くなる．

**図2** 窒素源の違いによる吸収効率および浸透圧の違い

り増速するか，希釈濃度を下げて（600 mLにfill upから），段階的に規定濃度に近づけるなどの工夫が必要です 表3 ．もうひとつは，脂肪の含有量がとても少ないことです（エネルギー比率で1.5%）．これは消化管への刺激や抗原性を避けるために必然の処方で，脂溶性ビタミンの吸収に必要な最小量に減量されています．そ

**表3** エレンタール® を投与するときのポイント

- 投与直前に1包を水に溶かして300 mL に調整する
- 開始時は30 mL/時程度の速度で開始し,連日10〜20 mL/時ずつ増速し,数日間かけて目標量まで増量する
- 上記でも下痢がコントロールできなければ,一旦希釈濃度を下げ（1包/450〜600 mL）,徐々に濃度・投与速度を上げる
- コンテナに移した栄養剤は,感染防止のために8時間を超えて投与しない（粉末の製品は完全に滅菌できていない）
- 交換時は,コンテナ,ルートともに洗浄したもの,あるいは新しいものを使う
- アミノ酸特有のにおいによる吐き気をおさえるため,胃内投与でもフレーバーを用いる

**表4** 必須脂肪酸の役割と欠乏症状

- 必須脂肪酸は生体膜の重要な構成成分である
  - ⇒膜の正常な機能を維持できなくなる
    - 細胞膜内外での物質交換が障害される
- コレステロール代謝に関与する
  - ⇒血中コレステロール値が増加し,動脈硬化を引き起こす
- プロスタグランディン合成に関与する
  - ⇒皮膚の弾力性低下,湿疹,脱毛,魚鱗癬様変化
    - ミトコンドリアの膨潤,易感染性,毛細血管の脆弱化,
    - 爪の脆弱化,不感蒸泄増加,発育遅延　など

のためエレンタール単独で長期間栄養管理を続けると,必須脂肪酸欠乏症を引き起こすリスクがあります.必須脂肪酸の役割と欠乏症状を **表4** に示します.欠乏症を防止するためには,経静脈的に脂肪乳剤を投与（40〜60 g/週）する,あるいは一部でも適量の脂肪を含む経腸栄養剤へ変更できないかを検討しましょう.エレンタールP,ヘパンED はエネルギー比として約8%の脂質を含有していますので,エネルギー比率としては少ないですが,必須脂肪酸欠乏症のリスクは低いでしょう.

## 2）消化態（ペプチド）栄養剤の特徴

消化態（ペプチド）栄養剤には,医薬品のツインライン® と食品8種類があります **表5**.適応は成分栄養剤とほとんど同じですが,窒素源としてアミノ酸だけではなくオリゴペプチドを含んでいます.そのため浸透圧は成分栄養剤ほど高くなく,またジ・トリペプチドは,小腸微絨毛にある独自の輸送体を経由してそのままの形で（アミノ酸まで分解されることなく）小腸粘膜内に取り込まれるため,吸収効率が良いことも利点です.

栄養組成では,ペプチーノ® は脂肪を全く含みませんが,それ以外は三大栄養素をバランスよく含んでいます.窒素源をエネルギー比25%まで大幅に増量した製品（ペプタメン® インテンス,ペプタメン® AF,ハイネックス® リニュート）や,ペ

**表5** 消化態栄養剤の種類

| 栄養剤名 | Kcal/mL | g/100 kcal（%） | | | 浸透圧 mOsm/L | 特徴 |
|---|---|---|---|---|---|---|
| | | オリゴペプチド | 脂質 | 糖質 | | |
| ツインライン® | 1.0 | 4.05 (16.2) | 2.78 (25.0) | 14.68 (58.7) | 470〜510 | A液，B液を用事混合して投与する |
| ペプチーノ® | 1.0 | 3.6 (14.4) | 0 (0) | 21.4 (85.6) | 470 | 脂肪を含まない |
| ペプタメン® AF | 1.5 | 6.3 (25.3) | 4.4 (39.6) | 8.8 (35.2) | 440 | 乳清ペプチド 窒素源を強化 |
| ペプタメン® スタンダード | 1.5 | 3.5 (14.0) | 4.0 (36.0) | 12.5 (50.0) | 520 | 乳清ペプチド 窒素源は標準量 |
| ペプタメン® インテンス | 1.0 | 18.4 (36.8) | 7.4 (33.3) | 15.0 (30.0) | 310 | 乳清ペプチド 窒素源を大幅に強化 |
| ハイネックス® イーゲル | 0.8 | 4.0 (16.0) | 2.25 (20.3) | 15.4 (61.5) | 360 | コラーゲンペプチド配合 酸性環境下の胃内で半固形化 |
| ハイネックス® イーゲル LC | 0.8 | 4.0 (16.0) | 3.8 (34.2) | 11.75 (47.0) | 360 | 糖質を減量し，脂質を増量 |
| ハイネックス® リニュート | 1.0 | 6.0 (24.0) | 5.6 (50.4) | 5.9 (23.6) | 380 | たんぱく質，脂質を大幅に増量 脂質の50%にMCTを配合 |
| ネクサス® ST | 1.5 | 4.0 (16.0) | 2.1 (18.9) | 22.1 (58.8) | 550 | カゼインペプチド：ホエイペプチド＝70：30で配合し利用率を上昇 |

プチドの利用効率に配慮した製品（ネクサス®ST）もあり，熱傷や重度の外傷など，窒素源の需要が高度に亢進した病態時に，効率的な栄養治療効果が期待されます．ただし窒素源を強化した製品の長期間投与は腎臓に負荷をかけることにもなります．BUNをモニタリングしながら，必要時に集中的に短期間用いる使い方が良いでしょう．

## 3）半消化態（ポリペプ）栄養剤の特徴

　成分栄養剤3種類，消化態栄養剤9種類以外の栄養剤は，すべて半消化態栄養剤に分類されます．標準的な栄養組成*1の栄養剤（半固形栄養剤を含む）のほか，慢性腎臓病，糖尿病，肝不全，慢性閉塞性肺疾患などの病態に対応した栄養剤も，肝不全用の一部を除いてすべて半消化態栄養剤です．

　栄養組成やエネルギー密度，粘度など，様々な工夫をした製剤があり，患者さん個々の病態に応じた選択がある程度可能です 表6 ．窒素源が未消化のたんぱく

**表6** 半消化態栄養剤: 栄養組成・物性のバリエーション
（病態に対応した栄養剤を除く）

| 単位当たりのエネルギー量 | 0.6〜2.5 kcal/mL |
|---|---|
| たんぱく質のエネルギー比率 | 13.6〜22.0% |
| 脂質のエネルギー比率 | 18.0〜45.9% |
| 食物繊維含有量 | 0〜2.6 g/100 kcal |
| 粘度 | 2.5〜20000 mPa・s |

**表7** 標準組成の半消化態栄養剤（福井県立病院採用例）

| | 半消化態栄養剤 | | |
|---|---|---|---|
| | 1.0 kcal/mL | 1.2〜1.5 kcal/mL | 2.0 kcal/mL |
| 医薬品 | • ラコール® NF 配合経腸用液<br>• ラコール® NF 配合経腸用半固形剤<br>• エンシュア・リキッド®<br>• イノラス® 配合経腸用液 | • エネーボ® 配合経腸用液<br>• エンシュア®・H | |
| 食品 | • エフツーアルファ®<br>• CZ-Hi® 300<br>• CZ-Hi® 400<br>• ラクフィア® 400<br>• カームソリッド® 300 (0.75 kal/g) | • CZ-Hi® 1.5<br>• カームソリッド® 500 | • MA-R2.0 |

質なので，ある程度の消化吸収能が必要ですが，それが保たれていれば半消化態栄養剤が第一選択となり，進行した慢性腎臓病やコントロール不良の糖尿病，肝性脳症などの代謝異常がなければ，標準的な栄養組成のものを選択します．

　本症例の場合，消化管の状態に問題はなく，また栄養素や電解質の調整が必要な疾患の合併もありませんので，標準組成の半消化態栄養剤を選択すれば良さそうです．数種類が採用されていることが多いので，自院で採用されている経腸栄養剤を医薬品と食品別に，単位当たりのエネルギー量で分類しておくと選択時の目安になります．当院で採用している製剤を **表7** に示します．

---

**Memo ☞** *[1] 標準的な栄養組成

　各製品の基準量（800〜1200 kcal/日）を投与した時に『日本人の食事摂取基準』で推奨されている量の三大栄養素を含み，ビタミン・微量元素も1日必要量を充足するように調整された栄養剤です．

[基礎編]

## 《患者さんの具体的な経腸栄養治療計画を立てよう》

目標量の栄養を順調に投与するためには，準備すべきことや注意が必要なことがいくつかあります．順番に見てゆきましょう．

### ▶カテーテルは何を選べば良いのだろう？

経腸栄養剤を投与する経路には，経鼻栄養カテーテルを使う方法と，瘻孔を造設する方法があります．

どちらを選択するかは，経腸栄養管理が推定されるおおよその期間に基づいて決めます．基礎編 第1章（p.19）でも触れましたが，一般に4週間以上にわたって実用的な経口摂取が困難と予想される場合は，瘻孔造設が勧められます．この患者さんの場合はどうでしょうか．発症からまだ1週間，意識レベルは改善傾向であり，嚥下訓練の経過次第では経口摂取が可能になるかもしれません．まずは経鼻栄養カテーテルを挿入して始めましょう．カテーテルの先端はどこに置きましょうか．胃内，幽門輪を越えた十二指腸内，トライツ靱帯を越えた上部空腸の3つが考えられますが，原則として胃内に留置します．胃内に投与された栄養剤は，胃酸の殺菌作用を受け，ペプシンである程度たんぱく質が分解されて，幽門輪で調整されながら少しずつ十二指腸内に送られます．それに刺激されて膵液・胆汁が分泌され，さらに消化が進むという，通常の食事をとった状況により近い生理的な消化活動が進行するからです．一方，重度の食道裂孔ヘルニアや円背があって胃食道逆流が起こりやすく，胃内への栄養剤投与では安全な管理ができない場合は，上部空腸に先端を留置したほうが安全です．トライツ靱帯を越えた位置に先端を留置すれば胃内への逆流はまず起こらず，胃内容物の逆流に伴う aspiration pneumonia のリスクから解放されます．ただしダンピング症状や下痢などを引き起こすリスクがありますので，投与速度には注意が必要です．もうひとつの留置場所である十二指腸内にカテーテル先端を置く方法には，いくつか問題があります．この位置に栄養剤を投与した場合，胃内への逆流を防ぐことはできません．腹圧がかかったりすると容易に逆流してしまいます．投与速度は，下痢やダンピング症状を防ぐために空腸留置と同様に調整する必要があります．そういった理由で，あまりお勧めできません．

胃瘻を造設するタイミングはどう見極めれば良いでしょうか．経鼻栄養カテーテルから適切な経腸栄養投与を実施しながら嚥下訓練を続け，1～2週間経過しても十分な経口摂取が可能になるめどが立たなければ，造設を考えましょう．胃瘻は経鼻栄養カテーテルに比べてカテーテルの自己抜去や先端位置異常のリスクが少なく，安定して投与することができ，また鼻孔から咽喉頭～食道にかけてカテーテルが存

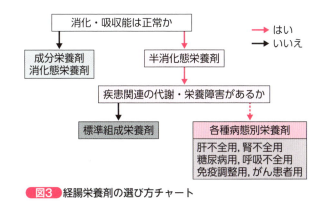

図3 経腸栄養剤の選び方チャート

在しないため，嚥下訓練もやりやすくなります．食べられない間は胃瘻から確実に栄養を投与して，嚥下訓練によって食べられるようになれば抜去する，という一時的な胃瘻造設の考え方がもっと広がっても良いのではないかと，個人的には思います．

一方，解剖学的な理由で胃瘻を作れない場合，つまり胃切除後で十分な残胃容量がなかったり，胃全摘術後の場合は，腸瘻が選択肢にあがります．しかし，腸瘻は胃瘻に比べて管理がやや煩雑ですので，転院先や自宅での管理が可能かどうかを確認して判断する必要があります．

## ▶栄養剤は何を選択すれば良いのだろう？

本患者さんには代謝障害や電解質異常を引き起こすような基礎疾患はなく，血液検査でも栄養素や電解質の調整を要するような異常は見られないため，標準的な組成の栄養素や電解質を含む経腸栄養剤が適切です．また消化管機能にも問題はなく，消化・吸収機能は維持されていると推察されますので，半消化態（ポリペプ）栄養剤を選びましょう 図3 ．

先に算出した栄養必要量（1462 kcal，たんぱく質 80 g，脂質 41 g，糖質 193 g，水分 2360 mL）に近い投与内容を目指して組み立ててみましょう．

1 kcal/mL，たんぱく質 5 g/100 kcal，300 kcal/300 mL の栄養剤 CZ-Hi 300 を使って，

　　朝 2 パック（P），昼 1 P，夕 2 P の合計 5 P を投与すると，総栄養量は
　　　エネルギー量 1500 kcal　たんぱく質 75 g，脂質 33 g　糖質 220 g
必要栄養量をほぼ満たします．

食塩含有量と水分含有量も同時に算出しておきましょう．上記の場合は食塩 3.4

g 相当，水分 1260 mL です．塩分含有量は，『日本人の食事摂取基準（2020 年版）』に記載されている成人男性の摂取基準量 7.5 g/日の半量以下です．水分量に関しては，患者さんの必要量が 2360 mL/日なので，経腸栄養剤に含まれる水分量 1260 mL を差し引いた不足分 1100 mL の追加水が必要です．350 mL を 3 回投与すると充足します．

　この場合，朝と夕の栄養剤投与量は 600 mL になります．液量を減量するためには，CZ-Hi 1.5 300 kcal・200 mL に変更して，朝・夕 2 P，昼 1 P を投与すると，栄養量は CZ-Hi 300 5 P と同じで水分含有量が 750 mL に減量します．追加水を 500 mL×3 回に増量しましょう．本症例では最終的にこちらを採用しました．

### ▶ どう始めてどう増やす？―順調に開始して維持量に到達するためのコツとポイント

　経鼻栄養カテーテルを挿入し，先端を胃内に留置しました．すぐにでも経腸栄養の投与を開始できるのですが，症例によっては少し様子を見ます．カテーテルの挿入に伴って鼻腔から咽頭部にかけての違和感から，無意識に事故抜去をするリスクがあるからです．栄養剤投与中に中途半端に抜去すると，栄養剤が気管に流れ込み誤嚥性肺炎の発症につながります．特に意識レベルが清明でない場合には注意が必要です．投与するとしても初回は 100～200 mL の水だけにしています．翌日から栄養剤の投与を開始しますが，少量を低速で開始して，5～7 日間かけて段階的に必要量に到達するよう投与計画を立てます．栄養剤の投与量が必要量を満たしていない間は，静脈栄養を併用して常に適切量の栄養投与を心掛けましょう．症例の経腸栄養剤と末梢静脈栄養輸液，追加水の投与案を 表8 に示します．

### 《経腸栄養療法で起こり得る合併症》
#### ―起こさないための工夫と起こった時の対処方法を理解しよう―

　経腸栄養は静脈栄養に比べて生理的で，重篤な合併症を比較的起こしにくい栄養投与方法ですが，それでも投与中には様々な合併症が起こり得ます 表9 ．ここでは対象の症例が様々なトラブルに遭遇することを想定して，その原因と起こさないための工夫，そして起きてしまった場合の対処方法について考えてゆきましょう．

**表8** 症例の開始時から維持量到達までの経腸栄養剤・末梢静脈栄養輸液の投与案

| 投与日目 | EN<br>(kcal/投与時間) | PPN | 合計<br>(kcal) | たんぱく質 (g) | 追加水<br>(mL) |
|---|---|---|---|---|---|
| 1 | CZ-Hi® 300 1P/5 時間×1 回 | PP 1000 mL<br>+20% IL 100 mL | 920 | 45 | 300<br>×3 回 |
| 2 | CZ-Hi® 300 1P/4 時間×2 回 | PP 1000 mL<br>+20% IL 100 mL | 1220 | 60 | 250<br>×3 回 |
| 3 | CZ-Hi® 300 1P/2 時間×3 回 | PP 500 mL<br>+20% IL 100 mL | 1310 | 60 | 300<br>×3 回 |
| 4 | CZ-Hi® 300 1P/2 時間×2 回<br>CZ-Hi® 1.5 1P/2 時間×1 回 | PP 500 mL<br>+20% IL 100 mL | 1310 | 60 | 300<br>×3 回 |
| 5 | CZ-Hi® 300 1P/2 時間×2 回<br>CZ-Hi® 1.5 2P/3.5 時間×1 回 | PP 500 mL | 1410 | 75 | 350<br>×3 回 |
| 6〜 | CZ-Hi® 1.5 2P/3 時間×2 回<br>CZ-Hi® 1.5 1P/1.5 時間×1 回 | 終了 | 1500 | 75 | 500<br>×3 回 |

PP: パレプラス (ビーフリードでも可)　　IL: イントラリポス

**表9** 経腸栄養管理中に起こり得る合併症

| カテーテルに関連した合併症 | ● 全カテーテル共通: 閉塞, 破損, 事故抜去<br>● 経鼻カテーテル: 鼻腔・鼻翼潰瘍, 誤挿入<br>● 胃瘻カテーテル<br>　　スキントラブル, バンパー埋没症候群<br>　　ボールバルブ症候群, 胃潰瘍<br>● 腸瘻カテーテル: スキントラブル |
|---|---|
| 消化管に関連した合併症 | ● 胃食道逆流, 誤嚥　→　誤嚥性肺炎<br>● 下痢, 便秘, 腹痛・腹部膨満 |
| 代謝に関連した合併症 | ● refeeding syndrome<br>● 高血糖, 低血糖<br>● 脱水, 電解質異常 (特に低 Na 血症)<br>● 微量栄養素欠乏症<br>　　(ビタミン類, 銅, 亜鉛, セレンなど) |

## ▶イベント① 鼻翼潰瘍

経鼻栄養カテーテルを挿入して3日目, 挿入部の鼻翼に発赤が出現. さらに2日後にはびらんとなり, 最終的に潰瘍が発生してしまいました. カテーテルが鼻翼に接触し, 圧迫し続けたことによる皮膚傷害です. 原因はカテーテルの太さと材質, 固定方法の不備が考えられます. カテーテル径が太ければ太いほど, 鼻翼から食道入口部に負担をかけてしまいます. どれくらいのカテーテル径が適切でしょうか. 8フレンチ (Fr) あれば栄養剤は問題なく通過します. 簡易懸濁法で薬剤を投与す

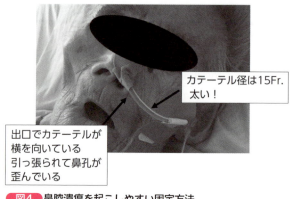

カテーテル径は15Fr. 太い！

出口でカテーテルが横を向いている
引っ張られて鼻孔が歪んでいる

図4 鼻腔潰瘍を起こしやすい固定方法

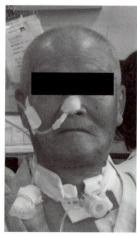

図5 エレファントノーズ固定方法

る場合も10 Frの太さがあれば十分です．細いと閉塞のリスクは高くなりますが，原則10 Frを基本として，できれば12 Fr以上のカテーテルは避けたいところです．材質は，塩化ビニル製，ポリウレタン製，シリコーン製があります．塩化ビニル製はコシがあって挿入しやすく，また廉価なのでよく使われますが，素材をしなやかにするために添加されている可塑剤が，胃内に留置後徐々に溶け出してカテーテルが硬くなるという性質があります．そのため長期間留置すると変形したまま硬くなって抜けなくなったり，カテーテル先端の状況によっては胃壁を傷つけ，場合によっては穿孔する場合もあります．添付文書にも「7～10日を超えて留置しない」と記載されていますので，1週間ごとの交換を原則としましょう．ポリウレタン製とシリコーン製のカテーテルは硬化するリスクはなく，交換は1カ月ごとで問題はありません．初めから長期留置が予想される場合は，こちらを選びましょう．

　固定の仕方も大事です．皮膚や粘膜にテンションをかけない固定法を心掛けましょう．本症例の場合，カテーテルは鼻孔から真横に伸びて耳にかけてあり，挿入側の鼻翼は引っ張られて変形していました 図4 ．おそらく鼻翼だけではなく梨状窩付近の一部も圧迫されていたことが予想されます．その後愛護的な固定方法，つまり鼻腔から真下に誘導してカーブを描いて頬に固定し耳にかけるエレファントノーズ法 図5 に変更してテンションを解除しました．一旦鼻翼潰瘍が発生すると改善には数カ月を要することもあります．原因を理解して適切な管理をすることで，発生を防ぎましょう．

**表10** 経腸栄養管理中の下痢の原因

- 経腸栄養剤自体・投与方法に原因がある場合
  ① 投与速度が速すぎる
  ② 栄養剤の浸透圧が高い
  ③ 栄養剤が細菌で汚染されている
  ④ 下痢を引き起こしやすい組成である
    - 脂肪の濃度が高い
    - 食物繊維の含有量が少ない〜含んでいない

- 経腸栄養剤以外に原因がある場合
  ① 消化管の感染症: 感染性腸炎, 偽膜性腸炎
  ② 薬剤性腸炎
  ③ 治療の副作用: 化学療法, 放射線治療による腸炎
  ④ 消化吸収障害を起こす疾患: 短腸症候群, 潰瘍性大腸炎, クローン病など
  ⑤ 長期絶食による腸管の形態・機能の低下

## ▶イベント② 下痢

経腸栄養剤 (CZ-Hi 300) を少量・低速から開始して順調に3Pまで増量し, 150 mL/時の速度で投与していましたが, 次のステップで1回に2P (600 mL) を投与すると時間がかかり, また胃食道逆流のリスクも高くなるため, 1.5 kcal/mL, 300 kcal/200 mL の栄養剤に変更して, 変更前と同じ速度で投与を開始しました. 変更後, 軟便から水様便になり, 1日5〜6回の下痢を認めるようになりました. 何が原因でしょうか.

下痢は経腸栄養を実施するうえで最も頻度の高い合併症です. 経腸栄養管理に伴う合併症として下痢をあげた施設の割合が81.5%であったという報告[2]もあり, 下痢を起こさないことが経腸栄養管理を成功させるカギといえるほどです. 経腸栄養剤自体あるいは投与方法に原因がある場合と, 経腸栄養剤以外, 例えば疾患や投与薬剤などが原因になる場合があります **表10**. 臨床の現場で最も多い原因は, 投与速度が速すぎることです. 食事つまり経口摂取の場合, 速いと10分程度で1食分を掻き込んでも問題がないことがほとんどですね. ただし, 経口摂取と経腸投与とは分けて考えないといけません. 私たちが食事をする場合, 食べ物を口腔内で咀嚼して食道へ嚥下する過程で胃が弛緩して, 食物を受け入れる準備をします. これは口腔食道胃反射とよばれます. ところが直接胃の中に栄養剤が注入される経腸栄養法ではこの反射が起こりません. 急速に注入すると胃内に貯留する時間がないまま小腸内に流れ込み, 下痢を引き起こしてしまいます. カテーテルの先端が幽門より肛門側に留置されている場合は, さらに起こりやすくなります. これを防止するためにはごく低速で開始して慎重に増速・増量する投与方法が効果的です. 例えば,

30 mL/時の速度から始めて下痢を起こさないことを確認後，連日10 mL/時ずつ増速して慣らしながら目標速度に到達します．胃瘻の場合，症例によっては200 mL/時程度までの増速が可能ですが，意識が清明ではなく寝たきりの患者さんの場合は150 mL/時くらいまでに抑えたほうが安全です．幽門輪の排出速度は単位当たりのエネルギー量や脂肪の含有量に左右されますので，高エネルギー密度の栄養剤を投与する場合は特に慎重に増速しましょう．さらに腸瘻では，経験上90 mL/時以上の速度になると下痢を引き起こす確率が高くなります．また，下痢だけではなくダンピング症状を引き起こすリスクも高くなってしまうので，より慎重な速度管理が要求されます．

　他の対応策として，以前は栄養剤を希釈して浸透圧を下げることがあげられていました．確かに栄養剤の浸透圧が高い場合は周りから水を引き込んで「浸透圧性下痢」を引き起こす可能性がありますので，成分栄養剤の場合にはこの方法も1案です．しかし，そのほかの栄養剤については，水で希釈すると単位熱量当たりの容量が増え，また感染のリスクが上がることから，推奨できません．

　経腸栄養剤が微生物で汚染されても下痢が起こり得ます．基本的に液体栄養剤は滅菌処理がしてありますので，RTH（ready-to-hang）製剤[*2]の栄養剤は投与開始から24時間以上経過しても無菌状態を維持できます．一方，コンテナ容器に移し替えて投与するTTB（transfer-to bag）方式[2]の場合は，できるだけ無菌的に取り扱い，一度コンテナ内に入れた栄養剤は8時間以内に投与を終了して，新しいあるいは適切に洗浄・消毒した容器に替えて次の栄養剤を投与しましょう．特にエレンタールなど粉末状の栄養剤は完全に殺菌されていないため，溶解後8時間以内に投与を終了するようにします．コンテナや栄養チューブは，添付文書上単回使用と記載されていますが，費用面そしてプラスチックゴミを削減する観点から，当院では洗浄した後ミルトン®液に浸水して繰り返し使用し，コンテナは約1カ月，チューブ類は1週間で交換しています．当院の規定通りに洗浄・消毒して1週間使用した経腸ラインから滴下した栄養剤の培養調査で，24時間経過後も細菌が検出されなかったことが証明されています[3]．

　下痢を認めたらまずは投与速度を落として様子を見ますが，同時に栄養剤以外が下痢の原因になっていないかを検索しましょう．下痢を引き起こしやすい薬剤 表11 を投与していませんか？　偽膜性腸炎や感染性腸炎の可能性はないでしょうか．治療の副作用で腸炎を発症していないでしょうか．できれば疑わしい薬剤を一旦中止する，便培養をする，CDトキシンなど調べる　などの対応も必要です．感染性腸炎の場合は適切な抗菌薬を，感染が否定できれば整腸剤や止痢剤を投与しましょう．上記の対応でも改善しない難治性の下痢が続く場合は，腸管安静のため

**表11** 下痢の原因となる薬剤

- 緩下剤
- 抗菌薬
- $H_2$ブロッカー，PPI
- 非ステロイド性抗炎症薬（NSAIDs）
- 抗不整脈薬
- 降圧剤
- マグネシウムやソルビトールを含む薬剤

に一旦経腸栄養投与を中断して，静脈栄養に切り替える，という判断も必要です．

この症例では，1 kcal/mL の栄養剤を 1.5 kcal/mL の製剤に変更した後に下痢が出現しています．浸透圧が 1.5 倍に上昇したのに投与速度を落とさなかったことが原因と考え，一旦 100 mL/時に減速したところ，数日で下痢が改善してきました．その後下痢のないことを確認しながら連日 10 mL/時ずつ速度を速めたところ 150 mL/時でも問題なく投与でき，これを最終速度としました．

---

**Memo ☞** *[2]**RTH 製剤と TTB 方式**

RTH 製剤とは，充填済みバッグ製剤の意味で，「ready-to-hang」の略です．コンテナに移し替える必要がなく，いわゆる closed system で投与できるため，無菌的に操作ができ感染のリスクを抑えられます．一方，栄養バッグやコンテナに移し替える必要がある紙パックや缶入りの栄養剤は，RTH 製剤に匹敵する適切な呼び方がなく，それに対して造語されたのが，TTB（transfer-to-bag）方式です．

---

### ▶イベント③ 低ナトリウム血症

経腸栄養療法を始めてから 10 日目の血液検査で，血清ナトリウム（Na）濃度が 130 mmol/L に低下していました．これも経腸栄養療養でよく遭遇する合併症です．理由は簡単で，経腸栄養剤に含まれる食塩の量が少ないからです．健康のための減塩？　そうではなくて，製剤を安定した状態に保つために必然の組成なのです．塩分濃度がある程度以上になると，栄養剤に溶解しているたんぱく質や低分子有機化合物が析出する「塩析」という現象が起こってしまい，カテーテルが閉塞する原因にもなります．それを避けるために，塩分濃度は低く調整されています．

対象の患者さんに投与している経腸栄養剤は，1500 kcal 分に 3.4 g の食塩相当

【基礎編】

量が含まれています．これは「日本人の食事摂取基準（2020年版）」[4]で成人男性の目標量に設定されている7.5 g/日未満の半量以下，WHOの推奨量5.0 g/日より少ない量です．なかには適量の食塩を含有した経腸栄養剤もありますが，患者さんに投与している栄養剤の塩分含有量を確認して，低Na血症を引き起こすリスクがないかを認識しておきましょう．血清濃度が低下すれば食塩を追加すればいいのですが，前述した塩析を避けるために経腸栄養剤に混ぜてはいけません．追加水に溶解して投与します．具体的にはまず1回当たり1 gの食塩を溶解して投与し，血清Na濃度をモニタリングしながら135 mmol/L以上を目安に調整しています．20〜30 mL程度の少量の水に溶かしてボーラス投与する方法では浸透圧が非常に高くなり，注入方法によっては粘膜傷害を起こすことにもなりますので，これは避けましょう．

## ▶イベント④　誤嚥性肺炎

先に，経腸栄養法は静脈栄養法と比較して重篤な合併症は起こりにくいと記載しましたが，例外もあります．その代表が誤嚥性肺炎です．重症化すると致死的にもなりますので，避けなければなりません．胃内の栄養剤が胃食道逆流により胃内から口腔内に逆流し，気管を通って肺に流入して引き起こされる場合，貯留している栄養剤が多いほどリスクは高くなります．栄養剤が幽門輪を介して胃内から十二指腸に排出される速度は栄養素によって差があり，経口摂取の場合，糖質で約2時間，たんぱく質は約2〜3時間，脂質が最も遅く約4〜6時間，これらの混合食である通常の食事では約3時間と見積もられています．一方経腸栄養法では，前述した通り口腔食道胃反射が起こりません．また食事に比べてゆっくりと注入するため胃内圧が上がらず胃壁伸展が弱いため十分な蠕動運動が起こらず，十二指腸への排出が遅れます．かといって内圧を上げるために急速に液体栄養剤を投与すると，少しの腹圧がかかっただけで容易に胃食道逆流を引き起こしてしまいます．そのため，当院では活動性の低い寝たきりの患者さんでは，投与速度は速くても150 mL/時にとどめています．座位を保てて活動性の高い患者さんはもっと早い速度でトラブルなく投与できることもありますが，その場合も様子を見ながら段階的に増速します．

投与時の姿勢も大事です．大転子を軸に上体を30〜45°上げた姿勢を，投与中から終了後1時間程度保ちましょう　図6 ．

胃の内容量を増やさないために，追加水のタイミングにも留意しましょう．栄養剤投与終了後に続けて水を投与すると，残存した栄養剤と胃内で混ざり合います．そうすると水だけを投与した時より排出速度が遅くなり，逆流のリスクが高くなります．追加水は栄養剤の投与を始める30分以上前に投与が終了するスケジュール

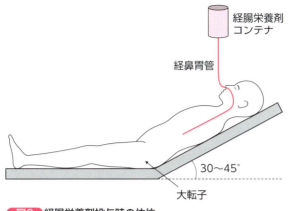

図6　経腸栄養剤投与時の体位

表12　福井県立病院　経腸栄養剤の投与手順

①座位，あるいは大転子を軸に上体を30～45°挙上する
②経鼻カテーテルの場合，先端が胃内にあることを確認する
③20 mLシリンジを用いて水10～20 mL（以下同様）でフラッシュする
④指示量の追加水を10～15分程度で注入する
⑤水の注入終了から30分以上経過後，水でフラッシュし，栄養剤のラインをつなぎ，指定の時間で投与する
⑥投与終了後，ラインを外して胃瘻カテーテルを水でフラッシュし，内服薬があれば簡易懸濁法でゆっくり注入する　投与後水で再度フラッシュする
⑦チューブタイプの胃瘻カテーテルの場合，5～10倍に希釈した酢水を充填する（ボタンタイプは不要）
⑧投与終了後，1時間程度上体挙上の体位を保つ

にしましょう．水だけなら15分程度で投与しても，30分程度で速やかに十二指腸に排出されます．当院で実施している経腸栄養投与マニュアルを 表12 に示します．

　もし誤嚥性肺炎を起こしてしまったら，投与速度を50 mL/時程度に落として投与を継続することも可能ですが，症状が重ければ一旦中止して，炎症反応が改善してから少量・低速から再開しましょう．

　一方，原因が栄養剤の逆流ではない場合もあります．絶食の状況では唾液の分泌量が減少するため口腔内の自浄作用が低下して，雑菌が繁殖しやすくなり，それが唾液とともに気管内に流れ込むことで肺炎を引き起こします．絶食の患者さんほど口腔ケアを徹底しましょう．

【基礎編】

**【その後の経過】**

経鼻栄養カテーテルから経腸栄養投与を続けながら，嚥下訓練を継続していましたが，2週間後のST評価では，摂食認知・嚥下機能ともに低下していて改善に乏しく，今後も経口での栄養摂取は困難と判断されました．長期的に安定した栄養投与ルートとして胃瘻造設が適切であることを説明し，同意を得て造設しました（シャフト長5.0 cmのボタン型カテーテル）．

造設後の経腸栄養剤投与は，もともと経鼻栄養カテーテルで維持量を問題なく投与できていましたから開始時から維持量を投与しても良さそうですが，造設直後は胃の蠕動運動低下が予想されるため，最初から全量を投与するのではなく数日間かけて維持量まで増量するのが安全です．

## ▶ イベント⑤　胃瘻孔部スキントラブル

胃瘻造設から数日経過した頃に，瘻孔周囲が赤くなり，びらんから潰瘍ができ，さらに進行すると瘻孔が開大して胃内容物が漏れてくることがあります．瘻孔周囲炎を起こした状態です．原因のほとんどは，内部バンパーと外部バンパーの距離が不十分で，腹壁と胃粘膜を圧迫して虚血・壊死をもたらしていることにあります．本症例の場合は，体格に対して十分なシャフト長のあるボタン型カテーテルを使用したためトラブルは起こりませんでしたが，シャフト長によっては腹壁に食い込んで回転もできない状況になります．当然，腹壁側だけではなく胃粘膜側も圧迫されるので，虚血から潰瘍が形成され，胃瘻の内部バンパーを巻き込んだまま再生粘膜が増生して，最終的にバンパー埋没症候群の状態になります 図7．そうなると胃内に投与した栄養剤の多くが漏れ出して用をなさず，胃瘻カテーテルは抜去せざるを得ません．

胃瘻は仰臥位で造設するため，その体制でぴったりのシャフト長を選択してしまうと，注入時に上体を挙上した時に腹壁が臥位の時より厚くなって食い込みます．これを防止するために胃壁厚＋腹壁厚＋1～1.5 cmの余裕のあるシャフト長のカテーテルを選びましょう．ボタン型の場合5 cmの製品が最大長ですが，腹壁が厚く5 cmでも不十分な場合は，外部バンパーを調整できるチューブ型で作成したほうが安全です．特に女性の場合，小柄でも腹壁が意外と厚いことがあるので要注意です．栄養状態の改善・維持を目的に作成した胃瘻であるにもかかわらず，ぎりぎりのシャフト長で造設してしまうと腹壁がそれ以上厚くならないように投与栄養剤を制限せざるを得ず，これでは本末転倒です．造設後の状態を見越して胃瘻カテーテルを選択しましょう．また，造設後は瘻孔周囲の状態を毎回観察しましょう．

以上，経腸栄養療法時に発症する可能性のある合併症について概説しました．な

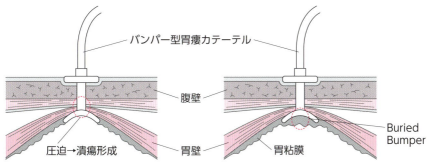

**図7 バンパー埋没症候群**
胃瘻カテーテルの内部バンパーと外部ストッパーの距離が胃壁＋腹壁の厚みに対して適切なゆるみがなく，胃粘膜と腹壁を圧迫している状態．虚血状態となった胃粘膜に潰瘍が発生し，それを修復するために内部バンパーを巻き込んだまま胃粘膜が再生して，最終的には内部バンパーが胃粘膜内に埋没した状態になる．

ぜ起こるかを知って，起こさない管理，起こってしまった時の適切な対処につなげましょう．

## 文 献

1) 井上善文．ツインライン® NF は，唯一の医薬品消化態栄養剤ですが…．臨床栄養．2017; 130: 648-53.
2) 井上善文，杉浦伸一，小川哲史，他．栄養療法の実施状況に関する全国アンケート調査結果報告（3）．日静脈経腸栄会誌．2015; 30: 1315-23.
3) 井上善文，井上博行，加藤洋一，他．経腸ラインの複数回使用は可能か？―経腸ラインの細菌培養検査より―．Med Nutr PEN Lead. 2021; 15: 184-8.
4) 厚生労働省「日本人の食事摂取基準」策定検討委員会報告書．日本人の食事摂取基準（2020 年版）．東京: 第一出版; 2020. p.266-72.
5) 井上善文．経腸栄養バッグに移し替えて投与する方法（TTB: transfer-to-bag）では，8 時間以内に投与を完了するべきです．臨床栄養．2016; 129: 722-7.

【基礎編】

# 第3章 静脈栄養療法を成功させるために理解が必要なこと

　経口摂取ができなかったり，できたとしても不十分な場合，第1章で触れた通り腸が機能している場合は経腸栄養を優先することが原則です．しかし，病態によっては消化管に食物を投与できない，あるいは投与しないほうが良い場合もあります．例えば汎発性腹膜炎，腸閉塞，難治性嘔吐/難治性下痢，消化管出血がある場合などです．このような病態では静脈栄養を選択することになります．ここでは最初に糖電解質輸液の基本をおさえ，その後に末梢静脈栄養輸液・中心静脈栄養輸液それぞれの特徴と投与方法を，さらに静脈栄養療法中に起こり得る様々な合併症の予防法や対処方法について解説します．

## A 糖電解質輸液の種類と特徴をおさえよう

　糖電解質輸液は，グルコースと一部の電解質だけからなる輸液です．水分や電解質の補充・維持，酸塩基平衡異常の修正，薬剤の溶解・希釈といった目的で使用します．電解質濃度や糖質濃度が異なる多くの輸液製剤がありますが，基本となるのは生理食塩液と5％グルコース液の2剤です．すべての糖電解質輸液は基本的にこの2剤を様々な割合で混合して調整されています　図1 ．

　糖電解質輸液は含有するナトリウムイオン（$Na^+$）濃度の違いによって等張液，低張液，ブドウ糖液に分類されます．等張液は細胞外液補充液とも言い，$Na^+$濃度が血漿とほぼ同じに調整されていて晶質浸透圧が細胞外液と等しいため，こう呼ばれ

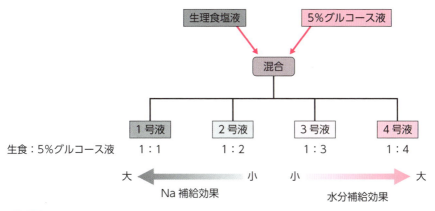

**図1** 各種低張液の組み立てと特徴

ます．低張液は Na⁺ 濃度が血漿より低い輸液で，開始液，脱水補充液，維持液，術後回復液があります．ブドウ糖液は電解質を含みません．

以下，それぞれの輸液の特徴と使い分けを見てゆきましょう．

## 1 等張液: 細胞外液補充液 表1

Na⁺ 濃度を細胞外液に合わせて調整した輸液です．電解質の浸透圧が細胞外液と等しいため点滴投与後の浸透圧に変化はなく，すべてが細胞外液に分布します．

### 1 生理食塩液

生理食塩液は，歴史的に最初に作成された細胞外液補充液です．19 世紀に猛威を振るったコレラ患者に投与され，多くの命が救われました．重量濃度 0.9％の塩化ナトリウム（NaCl）溶液は，1 L 中に 9 g の NaCl を含みますので，モル濃度は 9/58.5（1 L 中の NaCl 含有量/NaCl の分子量）≒0.154 M＝154 mM です．水溶液中ではイオン化して Na⁺ と Cl⁻ に分かれるので溶液中でのモル数は 154×2＝308 mM．100％完全にはイオン化しないため，実際は 280～290 mM．浸透圧はモル濃度に比例するので 280～290 mOsm/L となり，これは血漿の浸透圧に一致します．

生理食塩液を投与する時に問題になるのはクロールイオン（Cl⁻）の濃度です．血漿の Na⁺ 濃度と Cl⁻ 濃度の比率が 1：0.7 であるのに対して生理食塩液では 1：1，つまり Cl⁻ 濃度が血漿よりかなり高いのです．Cl⁻ は血漿中の陰イオンの約 70％を占めていますが，大量の生理食塩液を点滴投与して Cl⁻ の血清濃度が上昇すると，

**表1** 等張液（細胞外液補充液）の例

| 製品名 | 電解質濃度（mEq/L） | | | | | | グルコース（g/L） | 熱量 kcal/L |
| --- | --- | --- | --- | --- | --- | --- | --- | --- |
| | $Na^+$ | $K^+$ | $Ca^{2+}$ | $Cl^-$ | Lactate⁻ | Acetate⁻ | | |
| 生理食塩水 | 154 | — | — | 154 | — | — | — | — |
| ソルラクト® | 131 | 4 | 3 | 110 | 28 | — | — | — |
| ソルアセト®F注 | 130 | 4 | 3 | 109 | — | 28 | — | — |
| ソルアセト®D注 | 130 | 4 | 3 | 109 | — | 28 | 50 | 200 |
| ビカネイト® | 130 | 4 | 3 | 109 | $HCO_3^-$ 28 | | | — |
| フィジオ®140 | 140 | 3 | 2 | 115 | Acetate⁻ 25 Glucorate⁻ 3, Citrate³⁻ 6 | | 5 | 20 |
| 血漿 | 142 | 4 | 5 | 103 | $HCO_3^-$ 27 | | | |

陽イオンと陰イオンのバランスを保つために血漿中の他の陰イオンが排泄されることになります．この時排泄される主な陰イオンは重炭酸イオン（$HCO_3^-$）です．アルカリ成分が排泄されるので，血漿は酸性に傾きます．輸液量によってはアシドーシスを引き起こし，その病態は高クロール性希釈性アシドーシスとよばれます．このことを頭に入れておいて，大量投与する時には注意しましょう．

## 2 乳酸リンゲル液/酢酸リンゲル液

乳酸リンゲル液と酢酸リンゲル液は，血漿の電解質組成により近い処方に修正した細胞外液補充液です．カリウムイオン（$K^+$）とカルシウムイオン（$Ca^{2+}$）を加え，$Cl^-$濃度を血漿と同程度に減量して，それに代わる陰イオンとして乳酸ナトリウムあるいは酢酸ナトリウムが添加されています．これらは点滴された後，血中で重炭酸イオンに変換されますので，軽度のアシドーシスを改善する作用もあります．また$Na^+$も血漿濃度に近い量に減量されています．糖質を含まない輸液と含む輸液があり，後者の場合はわずかながらエネルギーの補給もできます．

## Memo ☞ 生食と乳酸/酢酸リンゲル液，どう使い分ける？

　細胞外液補充液は，出血や発汗などで血漿量が低下した時や，下痢・嘔吐など外液が優先的に失われている病態，低 Na 血症を伴う脱水などの場合に第一選択となる輸液です．静脈内に投与した時，輸液の晶質浸透圧が血漿と同じなので，すべて外液（血漿＋間質）に分布します．水の分配に関しては，どの細胞外液補充液を選択しても違いはありませんが，組成の面から嘔吐と下痢の時にどちらがより適切かを考えてみましょう．嘔吐・下痢ともに細胞外液を喪失しますが，排出される成分が異なります．嘔吐の場合は胃液が排出され，その成分は胃酸とペプシノーゲンと粘液です．胃酸の主成分は塩酸ですので嘔吐量が多くなると血漿中の $Cl^-$ が低下して反応性に重炭酸イオン（$HCO_3^-$）が増加するので，代謝性アルカローシスを引き起こします．血液がアルカローシスになると細胞外液のカリウムが細胞内に移動するため，低カリウム血症も引き起こします．したがって嘔吐時にアシドーシス改善作用のある乳酸/酢酸リンゲル液を投与すると，アルカローシスを助長してしまう可能性があります．補液には生理食塩水を選択し，必要に応じてカリウムを補充しましょう．一方下痢の場合，喪失するのは腸液です．下痢便には $Na^+$，$K^+$，$Cl^-$ が多く含まれ，特に $K^+$ の含有量は血清より大量です．また $HCO_3^-$ も含むので，下痢便の pH はアルカリを呈し，下痢が大量の場合，低ナトリウム血症，低カリウム血症，代謝性アシドーシスを引き起こします．そのため，体液補正のためにはアシドーシス改善作用が期待できる乳酸/酢酸リンゲル液を選択するほうが有利です．嘔吐時と同様にカリウムの補充にも留意しましょう．

【基礎編】

> **Memo** ☞ **乳酸リンゲル液/酢酸リンゲル液，使い分けが必要？**
>
> 　乳酸リンゲル液にはその名の通り乳酸が含まれています．乳酸は肝臓で代謝されるため，肝機能が低下している場合は十分に代謝できず乳酸アシドーシスを引き起こすリスクがあります．特にショック時など末梢循環不全の病態では乳酸アシドーシスを増悪させる可能性があります．一方酢酸リンゲル液に含まれる酢酸は，筋肉内をはじめ多くの臓器で代謝されるため，上記のリスクを回避することができます．
>
> 　とはいえ，体内での乳酸代謝能力は乳酸リンゲル液で換算すると121 L/日相当であり，よほどの重症でなければ臨床の現場では2剤を区別する必要はなさそうです．
>
> 　ちなみに，ビカーボン® は初めから $HCO_3^-$ の形で配合されています．術中や急性循環不全などで，ポンピングが必要なほどの大量・急速な外液補充液が必要な病態では有利でしょう．

## 2 低張液

　$Na^+$濃度が血漿より低く，晶質浸透圧が血漿より低い輸液です．$Na^+$濃度の違いによって，開始液，脱水補充液，維持液，術後回復液に分けられます．このうち使用頻度の多い開始液と維持液について，特徴をおさえましょう．

### 1 開始液（1号液）

　基本的な組成は，生理食塩液と5％グルコース液を1：1で混合した輸液です．点滴投与後生理食塩液分は外液だけに分布して，5％ブドウ糖液分は体液全体に分布することになります．$K^+$を含有していないことも大きな特徴で，血清カリウムの高値が予想されるか血清濃度が不明な場合，脱水があるけれども水の欠乏かナトリウムの欠乏かがわからない時に，最初に用いる輸液です．時に腎障害の病名があればステージや電解質濃度に関係なくすべて開始液の適応と解釈されて，開始液だけで数日間以上管理されている症例を見かけますが，2000 mL投与してもエネルギー源になるグルコース量は約50 g，わずか200 kcalです．また電解質にも偏りがあり，これだけで数日間以上管理できる輸液組成ではありません．脱水補正のために短期間投与する輸液と理解しましょう．

54

## 2 維持液（3号液）

　基本は，生理食塩液と 5% グルコース液を 1:3~4 で混合して，$K^+$ と乳酸ナトリウムあるいは酢酸ナトリウムを添加した組成で，カルシウム，リンを添加した製剤もあります．グルコース濃度は 2.7~12.5% と製剤によって幅があります．維持液とよばれる所以は，2000 mL を投与すると標準体型の成人男性に必要な水分と $Na^+$ および $K^+$ を確保できる組成に調整されているからです．栄養管理の面からは，最大濃度 12.5% のグルコースを含む維持液 2000 mL を投与すると，1000 kcal（250 g×4 kcal）のエネルギーを確保できますが，グルコース投与による体タンパク質の異化抑制効果は 100 g/日がピークで，それ以上グルコースの投与量を増やしても，エネルギー源として体タンパク質が利用されることを防ぐことはできません．添付文書にも「本剤のみによる十分なエネルギー補充は行えないので，本剤のみで長期間にわたり使用しない」（ソリタックス®-H 輸液　添付文書より）と記載されています．つまり，栄養状態を「維持」できる輸液ではありません．栄養状態に問題がなくても維持液だけで管理はできるのは数日間が限度と認識しましょう．

## 3 グルコース液

　電解質を含有せずグルコースだけからなる輸液です．様々なグルコース濃度の輸液がありますが，基本は 5% グルコース液です．5% グルコース液 1 L 中に溶解しているグルコース量は 50 g，グルコースの分子量は 180 なので，モル濃度は 50/180（1 L 中のグルコース含有量/グルコースの分子量）≒0.278 M＝278 mM となります．グルコースは水溶液中で電離しないので，浸透圧はそのまま 278 mOsm/L，この値は血漿の浸透圧とほぼ一致します．静脈内に投与すると，5% という濃度は正常な血中グルコース濃度（100 mg/dL として 0.1%）より著しく高いため，インスリンの作用でグルコースは急速に細胞内に取り込まれます．その結果，最終的には水だけが残り，自由水として体液の 3 分画にその分布割合に応じて分布します（細胞内:間質:血漿＝40:15:5）．

**［基礎編］**

**Memo** 🖝 等張液，開始液，維持液，グルコース液をそれぞれ静脈投与した時，体液3分画のどこにどれだけ分布するだろう？ **図2**

計算しやすいように1200 mLを投与した場合の分布を考えてみましょう．

- 等張液はすべて外液に分布するので，細胞内には移動せず，間質液と血漿の水分量の比率3：1に応じて間質に900 mL，血漿に300 mL分布します．
- 開始液は生理食塩液と5％グルコース液を1：1に混合した組成なので，生理食塩液分（600 mL）は外液だけに，グルコース液分（600 mL）は体液全体に，それぞれの分画の比率に応じて分布します．

  つまり　生食分は　　　　　　細胞内：間質：血漿＝　　0：450：150 mL
  　　　　グルコース液分は　細胞内：間質：血漿＝400：150：　50 mL

  合わせて，細胞内，間質，血漿にそれぞれ400 mL，600 mL，200 mLが分布することになります．

- 維持液は生理食塩液とグルコース液を1：4で混合した組成です．生理食塩液分（240 mL）は外液だけに，グルコース液分（940 mL）は体液全体に分布しますので，少し計算がややこしくなりますが，

  　　　　生食分は　　　　　　細胞内：間質：血漿＝　　0：180：60 mL
  　　　　グルコース液分は　細胞内：間質：血漿＝627：235：78 mL

  合わせて，細胞内，間質，血漿にそれぞれ627 mL，415 mL，138 mLが分布することになります．

- グルコース液1200 mLを投与した時はどうでしょう．自由水を投与したことになりますので，細胞内，間質，血漿に40：15：5の割合で分布します．つまり細胞内，間質，血漿にそれぞれ800 mL，300 mL，100 mLが分布します．

Memoで示したように，比べてみると，輸液の種類によって3分画への分布は大きく異なります．同じ1200 mLを点滴投与しても血管内にとどまる量は外液補充液300 mLに対してグルコース液ではその1/3の100 mL，ほとんどが細胞内に分布します．低張液はその中間です．ルート確保のためにつないでいる場合，グルコース液では血管内の歩留まりが悪く，急な循環動態の変化に効率的に対応できません．一方，外液補充液だけを投与して見かけ上循環動態が保てても，細胞内脱水は改善していない可能性があります．目の前の患者さんはどこの体液分画が不足しているのか，全体に供給する必要があるのか，血漿の増量が目的なのか，あるいは血漿量はできるだけ増やしたくないのかなど，病態を見極めて目的に合った適切な

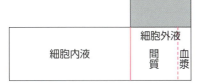

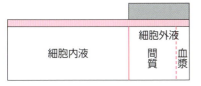 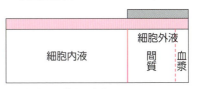

**図2** それぞれの輸液を1200 mL投与した時の3分画への分布

輸液を選択しましょう．

以上のように，糖電解質輸液は，脱水や電解質の補正などが主な投与目的です．1～数日間でそれらを改善した後，経口・経腸栄養投与が困難な場合は，次の栄養輸液に移行します．

## B 栄養輸液の特徴と使い方をおさえよう

栄養輸液は，末梢静脈へ投与する末梢静脈栄養（peripheral parenteral nutrition: PPN）輸液と，中心静脈に投与する中心静脈栄養（total parenteral nutrition: TPN）輸液があります．末梢静脈と中心静脈では血流量が大きく異なるため，投与できる栄養素の種類や濃度も異なります．PPNでは適量の水分量で必要十分量の栄養を投与することは困難なので，栄養状態を悪化させることなく管理できるのは2週間が限度と認識しましょう．それ以上の期間静脈栄養管理が続くと予想される場合は，TPNを選択するのが原則です（基礎編 第1章 p.19参照）．それぞれの輸液の特徴と使い方を見てゆきます．

【基礎編】

## 1 末梢静脈栄養輸液

　PPN 輸液は，グルコースと電解質だけではなくアミノ酸を含むことが条件です．電解質も $Na^+$，$K^+$，$Cl^-$ に加えて，カルシウム，マグネシウム，亜鉛，リンなど，糖電解質輸液には含まれない成分が配合されています．現在4種類の PPN 輸液 表2 が発売されていますが，このうちビーフリード® にはさらにビタミン $B_1$ が，パレプラス® には9種類の水溶性ビタミンすべてが添加されています．TPN でのビタミン未投与によるビタミン $B_1$ 欠乏症はよく知られていますが，どうして末梢栄養輸液にもビタミンを添加することになったかというと，PPN 管理中であっても発症することが報告[1]されたからです．ビーフリード，パレプラスとも 2000 mL/日を投与すると，含有しているビタミンの1日必要量を充足するように調整されています．

　PPN 輸液は，糖電解質輸液に比べると格段に栄養治療効果が優れています．しかし末梢静脈からの投与を目的に調整されているため，含有栄養量には限界があります（浸透圧比3程度まで）．維持液相当の電解質と3%のアミノ酸も含むため，浸透圧比が3を超えないためにはグルコース濃度は7.5%に抑える必要があります．そのため PPN だけで必要十分な栄養を投与することは困難です．例えば体格が体重 40 kg で TEE が 1200 kcal/日以下であれば，PPN 輸液 2000 mL に 20%脂肪乳剤 100 mL を併用すれば，エネルギー量は 1040 kcal，アミノ酸 60 g，脂質 20 g，グルコース 150 g となり，必要なエネルギーおよび三大栄養素をほぼ充足することができます．アミノ酸に関しては，PPN 輸液の NPE/N 比は 62.5 と低い，つまり

### 表2 PPN 輸液と維持液　組成の比較

| | 商品名 | Kcal | Glu (g) | A. A. (g) | Na (mEq) | K (mEq) | Ca (mg) | Mg (mg) | Zn (mg) | ビタミン $B_1$ (mg) | pH | 浸透圧比 |
|---|---|---|---|---|---|---|---|---|---|---|---|---|
| PPN輸液 | ツインパル® | 210 | 37.5 | 15 | 17.5 | 10 | 2.5 | 2.5 | 2.5 | 0 | 約6.9 | 約3 |
| | パレセーフ® | 210 | 37.5 | 15 | 17.5 | 10 | 2.5 | 2.5 | 2.5 | 1 | 約6.7 | 約3 |
| | ビーフリード® | 210 | 37.5 | 15 | 17.5 | 10 | 2.5 | 2.5 | 2.5 | 1 | 約6.7 | 約3 |
| | パレプラス®* | 210 | 37.5 | 15 | 17.5 | 10 | 2.5 | 2.5 | 2.5 | 1.9 | 約6.9 | 約3 |
| 維持液 | フィジオゾール®3号 | 200 | 50 | 0 | 17.5 | 10 | 0 | 0 | 0 | 0 | 4.0〜5.2 | 約3 |
| | ソルデム® 3AG | 150 | 37.5 | 0 | 17.5 | 10 | 0 | 0 | 0 | 0 | 4.7〜5.3 | 2 |

500 mL 当たり．A. A.: 総遊離アミノ酸量
*ビタミン $B_1$，$B_2$，$B_6$，$B_{12}$，ニコチン酸アミド，パンテノール，ビオチン，葉酸，アスコルビン酸を含む．

| 表3 | PPN 輸液の投与が禁忌となる病態 |

- 肝性昏睡あるいはそのおそれがある患者
- 重篤な腎障害（透析患者を除く），高窒素血症患者
- 乏尿
- 高度アシドーシス，高 K・高 P・高 Mg・高 Ca 血症患者
- うっ血性心不全患者

（パレプラス® 輸液の添付文書より）

熱量に対してアミノ酸の含有量が多いので，40 kg の体重だと 1.5 g/kg と過剰となる可能性があります．その場合は一部を 7.5～10% グルコースを含む維持液に替えれば解決しますが，いずれにしても輸液量は 2100 mL，体重当たり 52.5 mL/kg となり，水分過剰です．

体重が 50～60 kg ではどうでしょう．上記と同じ処方で水分は適量ですが，今度は栄養必要量（概算で 1500 kcal/日）を充足しません．

そして PPN 輸液に含まれていない微量元素や 13 種類の全ビタミンを含む総合ビタミン剤は，診療報酬上末梢静脈への投与ができません．したがって，栄養状態を低下させずに PPN だけで長期間管理するのは困難です．

PPN 輸液の添付文書でも，効能効果＝適応症は以下のように記載されています．

(1) 経口摂取不十分で，軽度の低タンパク血症または軽度の低栄養状態にある場合

(2) 手術前後

つまり経口摂取や経腸栄養投与がある程度できるけれども，それだけでは必要量を満たさない場合や，絶食が必要だけれども短期間で十分量の経口・経腸栄養ができる見込みがある，といったような場合です．そのほかの適応例として，代謝機能が保たれた緩和治療前期～中期で，経口・経腸栄養での管理ができない場合にも投与しています．

一方で，PPN 輸液の投与が禁忌の病態もあります．表3 に禁忌対象の病態を示します．このような病態では，PPN 輸液を投与すると症状を悪化させる可能性があります．かといって，漫然と糖電解質輸液だけの投与を続けると栄養状態は低下し，ひいては全身状態も悪化してしまいます．グルコース濃度の高い維持輸液にアミノ酸製剤や脂肪乳剤を組み合わせて，できるだけ栄養素を補充できるよう処方を工夫しましょう（詳しくは Part 2 病態編で）．

[基礎編]

## 2 中心静脈栄養輸液

　上大静脈あるいは下大静脈に先端を留置した中心静脈カテーテル（central venous catheter: CVC）から投与することを想定して調整された，栄養輸液です．電解質と糖質だけからなる TPN 輸液を TPN 基本液，これにアミノ酸を加えた TPN 輸液を TPN キット製剤とよびます．TPN キット製剤の中にはビタミン，微量元素，脂肪乳剤を含有している製剤もあります 表4 ．

　血流の多い静脈内に投与しますので高い浸透圧組成が可能で，グルコース濃度は 12～70%，アミノ酸濃度は 2.0～4.0%，電解質の組成と含有量は PPN 輸液とほぼ同様で，浸透圧比は 4 以上です．TPN 基本液あるいは TPN キット製剤に脂肪乳剤や微量栄養素製剤などほかの TPN 用製剤を組み合わせることで，5 大栄養素すべてを投与することができます．

### 1 TPN 基本液を使う場合

　TPN 基本液は電解質とグルコースしか含まないため，アミノ酸製剤 表5 を併用します．アミノ酸製剤には総合アミノ酸製剤，腎不全用アミノ酸製剤，肝性脳症改善アミノ酸製剤，小児用アミノ酸製剤があり，通常は総合アミノ酸製剤を用います．総合アミノ酸製剤の中でも FAO/WHO 基準，人乳アミノ酸組成に準じた基準，TEO 基準など，基準によってアミノ酸組成が多少異なりますが，問題になるような違いはないと考えています．腎不全用アミノ酸製剤は，腎不全患者特有の血中ア

表4 各種 TPN 基本液と TPN キット製剤　5 大栄養素含有の有無

| | | 電解質 | 糖 | アミノ酸 | 脂肪 | ビタミン | 微量元素 |
|---|---|---|---|---|---|---|---|
| 基本液 | ハイカリック® 1 号，2 号，3 号<br>ハイカリック® NC-L，-N，-H<br>ハイカリック® RF<br>リハビックス®-K 1 号，2 号 | ○* | ○ | — | — | — | — |
| キット製剤 | ピーエヌツイン® 1 号，2 号，3 号 | ○ | ○ | ○ | — | — | — |
| | フルカリック® 1 号，2 号，3 号 | ○ | ○ | ○ | — | ○ | — |
| | ネオパレン® 1 号，2 号，3 号 | ○ | ○ | ○ | — | ○ | — |
| | エルネオパ® NF 1 号，2 号，3 号 | ○ | ○ | ○ | — | ○ | ○ |
| | ワンパル® 1 号，2 号，3 号 | ○ | ○ | ○ | — | ○ | ○ |
| | ミキシッド® L，H | ○ | ○ | ○ | ○ | — | — |

*ハイカリック RF は，K，P を含まず，Na，Cl は減量
　ハイカリックは，Na，Cl を含まない

**表5** アミノ酸製剤の組成

| | 総合アミノ酸製剤 | | | | | |
|---|---|---|---|---|---|---|
| | モリアミン® S | プロテアミン® 12* | モリプロン® F | アミパレン® | アミゼット® B | アミニック® |
| 容量（mL） | 200 | 200 | 200 | 200/300/400 | 200 | 200 |
| アミノ酸濃度（%） | 10 | 12 | 10 | 10 | 10 | 10 |
| BCAA（W/V%） | 28.3 | 21.3 | 22.6 | 30 | 31 | 35.9 |

*$Na^+$, $Cl^-$をそれぞれ 150 mEq/L 含む

| | 腎不全用 | | 肝不全用 | | 小児用 |
|---|---|---|---|---|---|
| | キドミン® | ネオアミュー® | アミノレバン® | モリヘパミン® | プレアミン® P |
| 容量（mL） | 200/300 | 200 | 200/500 | 200/300/500 | 200 |
| アミノ酸濃度（%） | 7.21 | 5.9 | 7.99 | 7.97 | 7.6 |
| BCAA（W/V%） | 45.8 | 42.4 | 35.5 | 36.9 | 39 |

ミノ酸パターンを改善し，尿素窒素の蓄積を軽減するようなアミノ酸組成に調整されていますが，2020年以降，維持透析を導入している場合は総合アミノ酸製剤も保険適用が可能になりました．肝不全用アミノ酸製剤は，肝性脳症患者の血漿遊離アミノ酸パターンの不均衡を是正するようアミノ酸組成を組み立てた輸液です．小児用アミノ酸製剤は，シスチン，タウリン（アミノ酸ではありませんが，脳・神経，網膜組織の発育に必要），チロシン，ヒスチジンが強化され，メチオニン，フェニルアラニン，グリシン，トレオニンを減量した組成に調整されていて，新生児，乳・幼児の血漿アミノグラムを正常化させるアミノ酸配合比を基本としています．新生児〜3歳までの小児に適応します．

　また，TPN基本液には総合ビタミン剤と微量元素製剤の混注が必須です．一般的な総合ビタミン剤と微量元素製剤の組成を **表6, 7** に示します．いずれも含有量は欠乏症を改善する量ではなく1日必要量です．TPN開始時から連日投与するのが基本です．

　注意が必要なこととして，ハイカリック® 液シリーズには $Na^+$，$Cl^-$ が含まれていません．十分量の $Na^+$，$Cl^-$ を含むアミノ酸製剤（プロテアミン® 12）の併用を前提としているのですが，これ以外のアミノ酸製剤を使用する場合は補正用NaCl液を追加する必要があります．

　ハイカリック® RFは進行した腎不全患者を対象とした電解質組成です．水分制限に対応してグルコース濃度は50%と高く，また $K^+$，リンを含まず，$Na^+$含有量

**表6** 各ビタミンの摂取基準と総合ビタミン剤の含有量

| 脂溶性ビタミン | | | | 水溶性ビタミン | | | | | | | | |
|---|---|---|---|---|---|---|---|---|---|---|---|---|
| A | D | E | K | $B_1$ | $B_2$ | $B_6$ | $B_{12}$ | C | ニコチン酸アミド | パンテノール | ビオチン | 葉酸 |
| (IU) | (IU) | (mg) | (mg) | (mg) | (mg) | (mg) | (mg) | (mg) | (mg) | (mg) | ($\mu$g) | (mg) |
| 3300 | 200 | 10 | 0.15 | 6 | 3.6 | 6 | 5 | 200 | 40 | 15 | 60 | 0.6 |
| 4000 | 400 | 15 | 2 | 5 | 5 | 5 | 10 | 100 | 40 | 15 | 100 | 0.4 |

上段は FAD および AMA の摂取基準, 下段は製剤 1A に含まれる量. FAD: アメリカ食品医薬品局 (Food and Drug Administration), AMA: 米国医師会

**表7** 微量元素製剤の組成と含有量

| 2 mL 中の元素量 （$\mu$mol） | | | | | pH |
|---|---|---|---|---|---|
| Fe | Mn | Zn | Cu | I | |
| 35 | 1 | 60 | 5 | 1 | 4.5〜6.0 |

**表8** 小児用 TPN キット製剤の組成

| | 容量 (mL) | kcal | glc. (g) | Na (mEq) | K (mEq) | Ca (mEq) | Mg (mEq) | P (mmol) | Zn ($\mu$mol) | Acetate/Lactate (mEq) |
|---|---|---|---|---|---|---|---|---|---|---|
| リハビックス®-K1 号 | 500 | 340 | 85 | 5 | 10 | 4 | 1 | 5 | 10 | 1/9 |
| リハビックス®-K2 号 | 500 | 420 | 105 | 0 | 15 | 7.5 | 2.5 | 10 | 10 | 2.5/2.5 |

も標準的な TPN 輸液の半量程度です. 合わせるアミノ酸製剤は, 一般に腎不全の病態に適したアミノ酸組成のネオアミユーやキドミン® を併用しますが, 電解質の調整だけを目的に投与する場合は, 標準的なアミノ酸を併用することもあります.

リハビックス® K-1 とリハビックス K-2 は, 新生児から 15 歳以下を対象とした小児用の TPN 基本液です. 電解質濃度は健康な小児の尿中排泄量を維持する量に調整されています. K-1 と K-2 ではグルコース量だけではなく電解質組成も異なりますので, 変更する場合は注意しましょう **表8**. 合わせるアミノ酸輸液は, 3 歳までは小児用アミノ酸製剤 (プレアミン®-P) を用います. それ以降は, 成人用のアミノ酸製剤を用いても問題はありません.

## 2 TPN キット製剤を使う場合

TPN キット製剤は, 電解質とグルコースのほかアミノ酸を含有した輸液です. さ

**表9** 福井県立病院採用 TPN 製剤　組成の比較

| | 容量<br>(mL) | 熱量<br>(kcal) | 糖質<br>(g) | A.A.<br>(g) | Na/K | NPC/N | 浸透<br>圧比 | 特徴 |
|---|---|---|---|---|---|---|---|---|
| エルネオパ®<br>NF1号 | 1000 | 560 | 120 | 20 | 50/22 | 153 | 4 | 総合ビタミン・<br>微量元素含有 |
| ワンパル®<br>1号 | 800 | | | | 50/25 | 158 | 4.8 | |
| エルネオパ®<br>NF2号 | 1000 | 820 | 175 | 30 | 50/27 | 149 | 6 | |
| ワンパル®<br>2号 | 800 | 840 | 180 | | 50/30 | 158 | 6.7 | |
| ピーエヌツ<br>イン® 2号 | 1100 | | | | | | 5 | 総合ビタミン・<br>微量元素含まず |
| ピーエヌツ<br>イン® 3号 | 1200 | 1160 | 250 | 40 | 50/30 | 160 | 6 | |
| ハイカリッ<br>ク® RF | 500 | 1000 | 250 | 0 | 25/0 | — | 11 | 腎不全用基本液<br>アミノ酸・総合<br>ビタミン，微量<br>栄養素含まず |

NPC: non-protein calorie

らに総合ビタミン，微量元素を含有する製剤（エルネオパ® NF シリーズ，ワンパル® シリーズ），総合ビタミンだけを含有する製剤（ネオパレン® シリーズ，フルカリック® シリーズ），両微量栄養素ともに含有しない製剤（ピーエヌツイン® シリーズ，ミキシッド®）がありますので，組成を確認して含有していない製剤には総合ビタミン剤 and/or 微量元素製剤を必ず追加しなければなりません．

　微量栄養素（ビタミン，微量元素）を含有する TPN キット製剤の場合，2000 mL/日（ワンパル® は 1600 mL/日）を投与した時に，1 日に必要な微量栄養素を充足するよう設定されています．欠乏した状態を改善できる量ではありません．基準の輸液量より必要量が少ない症例や，体格が小さくて基準量を投与すると水分量が過剰になる症例では，エネルギー必要量や水分必要量に合わせた投与量では 1 日に必要な微量栄養素量を充足しないことになります．様々な体格・栄養必要量をもつ患者さんに対して適切な水分量の範囲内で 5 大栄養素すべてを充足するには，複数の TPN 製剤をそろえて必要量にできるだけ近い処方になるような工夫が必要です．当院では腎不全用と合わせて 4 種類，合計 7 製剤の TPN 輸液を採用して対応しています **表9**．

　当然ですが，静脈栄養管理中も脂肪の投与は必要です．原則として脂肪乳剤を併用しましょう．特殊な技術で脂肪乳剤を含有した TPN 輸液としてミキシッド® が

あります.

## 3 脂肪乳剤を積極的に使おう

　現在処方できる脂肪乳剤はイントラリポス®だけです．10%濃度の 250 mL，20%濃度は 50 mL，100 mL，250 mL の製剤があります．主成分は精製した大豆油で，これを卵黄レシチンで乳化し，浸透圧比を 1 にするために濃グリセリンが添加されています　表10 ．各種脂肪酸の割合　図3 は $\omega6$ 系脂肪酸のリノール酸が 53%と多くを占め，$\omega3$ 系の $\alpha$ リノレン酸は 7%，$\omega6/\omega3$ 比は 7.5 と推奨比より高い値です．脂肪乳剤の脂肪酸の比率が最適ではないこと，中鎖脂肪酸が含まれていないことを強調して，投与にネガティブな意見を時々見聞きしますが，エネルギーバランスの面からそして必須脂肪酸欠乏症を防止する面から，脂肪乳剤の併用は必要です．脂肪酸バランスに関連した副作用報告はなく，積極的に利用すべきだと思います．しかし残念ながら，まだその認識は低いのが現状です．

　TPN 管理時にいつから脂肪乳剤の投与を開始するかについてのアンケート調査で，TPN 開始時から併用するとの回答が 31.0%と最も多かったものの，1 週間以内，1 週間以上経過してからがいずれも 28%程度，原則として投与しないとの回答が約 12%あったと報告されています[2]．この調査の対象は栄養に関連した研究会の

表10 脂肪乳剤（イントラリポス®）の規格と組成

| 濃度（%） | | 10 | 20 |
|---|---|---|---|
| 容量（mL） | | 250 | 50，100，250 |
| pH | | 6.5〜8.5 | |
| 浸透圧比 | | 約 1 | |
| 熱量（kcal） | | 約 275 | 約 100，200，500 |
| 成分<br>(W/V%) | 精製ダイズ油 | 10 | 20 |
| | 卵黄レシチン | 1.2 | |
| | 濃グリセリン | 2.2 | |

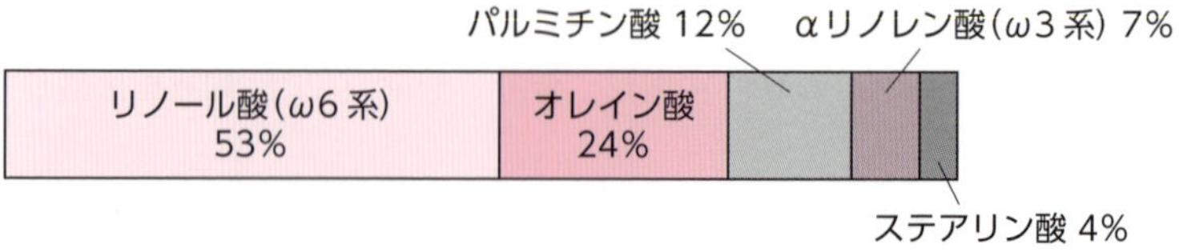

パルミチン酸 12%　　αリノレン酸（ω3 系）7%

| リノール酸（ω6 系）<br>53% | オレイン酸<br>24% | | |

ステアリン酸 4%

図3 各脂肪酸の含有比率

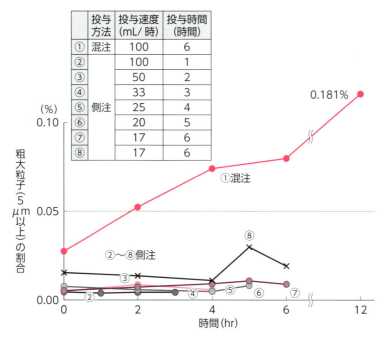

**図4** 脂肪乳剤をTPN輸液ラインに側注した場合の粗大粒子の割合
TPN輸液にイントラリポスを混注した場合, 2時間後には粗大粒子の割合が基準値を超えた. 側注の場合, 100 mLを6時間で投与しても粗大粒子の割合は基準値以下であった.
(井上善文, 他. 日静脈経腸栄会誌. 2014; 29: 863-70[3])著者より提供）

会員でしたので, 対象を広げると投与されていない割合はずっと多いと推察されます.

　脂肪乳剤の投与方法について, 添付文書には「ほかの製剤と混合してはいけない」と記載されています. これを厳格に（？）解釈して, TPNラインとは別にルートを作成して単独で投与すべき, あるいはCVCから投与する場合はその間TPN輸液は中断すべき, との意見がありますが, その必要はありません. 凝集による粒子径の粗大化を懸念してのことなのですが, 本体の側管から同時に投与しても脂肪粒子径に問題となるような有意な変化は認めないことが証明されています[3] 図4 . 側注時にライン内で混ざり合うことはなく上下2層に分かれて輸送され, 混合されることはありません. 私たちは20年以上前から側管から投与していますが, 問題を起こしたことはありません.

　投与速度には注意が必要です. 脂肪乳剤は前述した通り大豆油をレシチンで乳化した人工物ですので, 生体内では異物です. 内因性の中性脂肪と同様にリポプロテ

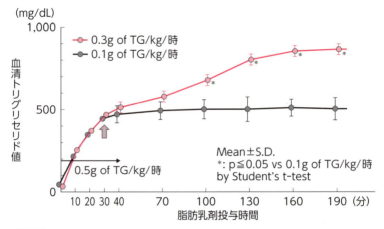

図5 脂肪乳剤投与速度の違いによる血清トリグリセリド値
(Iriyama K, et al. Nutrition. 1991; 7: 355-7[4]) より引用)

インリパーゼ（lipoprotein lipase: LPL）の作用を受けて加水分解されるためには，HDLコレステロールからアポタンパク質の供給を受けてLPLに基質であることを認識してもらわなければなりません．アポタンパク質の供給を受けないままの脂肪粒子は異物として網内系に取り込まれ，免疫能の低下を引き起こしたり，凝集して脂肪塞栓の原因となる可能性があります．いったいどれくらいの投与速度なら，順調にアポタンパク質が供給されて人工脂肪粒子がリポタンパク質化されるのでしょうか．入山らの研究報告[4]では，0.1 g/kg/時を超えない速度で投与すると血中中性脂肪濃度の上昇を引き起こさないことが証明されています 図5 ．例えば20％イントラリポス100 mL（脂肪20 gを含む）を投与する場合，体重50 kgなら1時間での投与が0.1×50＝5 gを超えないよう4時間以上かけて，40 kgなら5時間以上かけて，メインの点滴の側管から投与すれば問題ないということになります．添付文書には「通常，1日250 mL（大豆油として20％液）を3時間以上かけて点滴静注する」と記載されていますが，これでは速すぎます．上記の知見は発売後に実証されました．

なお，添付文書上，脂肪乳剤投与が禁忌の病態があります 表11 ．ただし副作用の出現は，いずれもかなり速い速度（20％製剤250 mLを15分で投与）で投与された時に起こっているようです．実際10％脂肪乳剤を溶剤としている全身麻酔・鎮静用剤であるプロポフォールの禁忌は，「本剤又は本剤の成分に対し過敏症の既往のある患者と小児」だけであり，病態に関しての禁忌はありません．様々な重症患者に問題なく投与されています．脂肪乳剤も投与速度を守れば実際はほとんどの

**表11** 脂肪乳剤投与が禁忌となる病態とその理由

| 禁忌病態 | 理　由 |
|---|---|
| ①血栓症のある患者 | 脂肪乳剤のトロンボプラスチン効果によって凝固能が亢進するリスクがある |
| ②重篤な肝障害患者 | 加水分解に必要なアポタンパク質を十分に供給できない<br>肝機能検査値が悪化するリスクがある |
| ③重篤な血液凝固障害患者 | 出血傾向の報告例がある（急速投与例）<br>（ただし，血小板や凝固因子を減少させる証拠はない） |
| ④高脂血症患者 | 脂質代謝異常を助長あるいは悪化させる可能性がある<br>（ただし高トリグリセリド血症だけ，高コレステロールは問題ない） |
| ⑤ケトーシスを伴った糖尿病患者 | グルコース利用が低下し，多くのエネルギーを脂質とたんぱく質から得る<br>⇒脂肪からのアセチル CoA 産生が急増し，脂肪酸の再合成は阻害されるため，組織での利用速度より急速にアセト酢酸が産生される<br>ここに脂肪乳剤を投与すると，ケトーシスが亢進するリスクがある |

（イントラリポス® 輸液　医薬品インタビューフォームより引用　一部改変）

病態に投与できるはずですが……．ただ禁忌は禁忌なので現状では投与を控えています．もどかしいところです．

# C 様々な体格の患者さんについて，適量の水分量の範囲内で五大栄養素を充足する TPN 処方を考えてみよう

　ここでの症例は腎障害や心不全など，水分，アミノ酸の制限が必要な病態がない症例とします．病態別の輸液処方に関しては，Part 2 病態編で考えましょう．

## 1 体重 60 kg　男性　70 歳の場合 表12

　ベッド上安静（AF 1.1），中等度の炎症反応上昇（SF 1.2）があり，血清 Alb 3.8 g/dL，入院前の栄状態は良好として BEE を 25 kcal/kg×体重 kg，アミノ酸必要量を 1.1 g/kg，脂質のエネルギー割合を TEE の 15% として算出すると

　　TEE＝25 kcal/kg×60 kg×1.1×1.2＝1980 kcal/日

　　アミノ酸　1.1 g×60 kg＝66 g（1.1 g/kg として）

　　脂質　　　1980×0.15＝297 kcal　→　33 g（TEE の 15% として）

　　糖質　　　1980 kcal−（66 g×4 kcal/g＋297 kcal）＝1419 kcal　→　355 g

**表12** 体重60kgの症例へのTPN処方例: エルネオパNF 2号 2000 mL＋20％イントラリポス 150 mL

| | エネルギー量 (kcal) | アミノ酸 (g) | 脂質 (g) | グルコース (g) | ビタミン 微量元素 | 水分量 (mL) |
|---|---|---|---|---|---|---|
| TPN輸液の含有量 | 1980 | 60 | 30 | 350 | 1日必要量 | 2150 |
| 推定必要量 | 1980 | 66 | 33 | 355 | 1日必要量 | 1800～2400 |

＊適切な水分量で，微量栄養素を含む推定必要量をすべて充足する

水分必要量　60 kg×30～40 mL＝1800～2400 mL

TPN処方例: エルネオパNF2号 2000 mL＋20％イントラリポス 150 mL

TPNの栄養量: 1980 kcal　A.A. 60 g　fat 30 g　glc. 300 g　Na 100 mmol K 49 mmol　水分 2300 mL

［※アミノ酸（A.A），脂肪（fat），グルコース（glc.）以下同様］

適量の水分量で推定必要量に近い栄養量を投与でき，微量元素も1日必要量を満たします.

＊上記処方ではイントラリポスを50 mL破棄することになりますので，実際は1日おきに100 mLと200 mLを交互に投与すると良いでしょう.

## 2　体重50 kg　女性　50歳の場合 表13

ベッド外活動あり AF 1.3　代謝亢進はなく SF 1.0，入院時の栄養状態に問題はないとして

TEE＝25 kcal/kg×50 kg×1.3×1.0＝1625 kcal

アミノ酸　1.0 g/kg×50 kg＝50 g（1.0 g/kgとして）

脂肪　　　1625 kcal×0.15≒244 kcal　→　27 g（TEEの15％として）

糖質　　　1625 kcal－（50 g×4 kcal/g＋244 kcal）＝1181 kcal　→　295 g

水分必要量　50 kg×30～40 mL＝1500～2000 mL

TPN処方例: ワンパル1号 800 mL＋ワンパル2号 800 mL＋20％イントラリポス 100 mL

TPNの栄養量: 1600 kcal　A.A. 50 g　fat 20 g　glc. 300 g　Na 100 mmol K 55 mmol　水分 1700 mL

適量の水分量で推定必要量に近い栄養量を投与でき，微量元素も1日必要量を満たします.

**表13** 脂体重 50 kg の症例への TPN 処方例: ワンパル 1 号 800 mL＋ワンパル 2 号 800 mL＋20％イントラリポス 100 mL

| | エネルギー量<br>(kcal) | アミノ酸<br>(g) | 脂質<br>(g) | グルコース<br>(g) | ビタミン<br>微量元素 | 水分量<br>(mL) |
|---|---|---|---|---|---|---|
| TPN 輸液の<br>含有量 | 1600 | 50 | 20 | 300 | 1 日必要量 | 1700 |
| 推定必要量 | 1625 | 50 | 27 | 295 | 1 日必要量 | 1500～2000 |

＊適切な水分量で，微量栄養素を含む推定必要量をすべて充足する

## ❸ 体重 40 kg　女性　85 歳の場合 表14

　ベッド上安静（AF 1.1）　軽度の代謝亢進（SF 1.1）があり，血清 Alb 2.8 g/dL，るい痩を認める場合

　　　TEE＝25 kcal/kg×40 kg×1.1×1.1＝1210 kcal

　　アミノ酸　1.2 g/kg×40 kg＝48 g（1.2 g/kg として）

　　脂質　　　1210 kcal×0.15＝182 kcal　→　20 g（TEE の 15％として）

　　糖質　　　1210 kcal－（48 g×4 kcal/g＋182 kcal）＝836 kcal　→　209 g

　　水分必要量　40 kg×30～40 mL＝1200～1600 mL

　TPN 処方例: ピーエヌツイン 2 号 1100 mL＋アミパレン 200 mL＋20％イントラリポス 100 mL＋ビタジェクト 1S＋ミネラミック® 1 A

　TPN の栄養量: 1120 kcal　A. A. 50 g　fat 20 g　glc. 180 g　Na 50 mmol K 30 mmol　水分 1400 mL

　適量の水分量で推定必要量に近い栄養量を投与でき，微量栄養素も 1 日必要量を満たします．

**表14** 脂体重 40 kg の症例への TPN 処方例: ピーエヌツイン 2 号 1100 mL＋アミパレン 200 mL＋20％イントラリポス 100 mL＋ビタジェクト 1S＋ミネラミック 1 A

| | エネルギー量<br>(kcal) | アミノ酸<br>(g) | 脂質<br>(g) | グルコース<br>(g) | ビタミン<br>微量元素 | 水分量<br>(mL) |
|---|---|---|---|---|---|---|
| TPN 輸液の<br>含有量 | 1120 | 50 | 20 | 180 | 1 日必要量 | 1400 |
| 推定必要量 | 1210 | 48 | 20 | 208 | 1 日必要量 | 1200～1600 |

＊適切な水分量で，微量栄養素を含む推定必要量をすべて充足する

第❸章　静脈栄養療法を成功させるために理解が必要なこと

【基礎編】

# D PPN，TPN管理中に注意しておきたい合併症

　静脈栄養は直接血管内に栄養輸液を投与します．経口・経腸栄養では消化・吸収にかかわる消化液や消化管からの吸収量など，様々な調整を受けて，いわばいくつかのフィルターを潜り抜けて血中に入りますが，それに比べて静脈栄養はすべてがダイレクトに血中に入るため，投与手技や投与内容に関連した合併症が起こりやすいことを理解しておかなければなりません．様々な合併症が考えられますが 表15 ，その中でも重症化するリスクのあるカテーテル関連血流感染症とリフィーディング症候群，および稀ではないいくつかの合併症について，その原因と起こさない工夫，起こってしまった時の対応方法を考えてゆきましょう．

##  カテーテル関連血流感染症 (catheter related blood stream infection: CRBSI)

　CRBSIは，静脈カテーテル留置中に，カテーテルに関連した様々な部位から微生物が侵入し，血中で増殖することで引き起こされる合併症です．一般に「中心静脈栄養実施中に，発熱とともに感染症を疑う所見があり，カテーテルを抜去することで解熱し，そのほかの臨床所見の改善をみた場合」と定義されますが，TPNだけではなくPPN管理中でも起こり得ます．重症化すると致死的にもなりますので，起こさない管理を心掛けなければなりません．なぜ起こるのでしょうか．栄養輸液は糖電解質輸液と違って，糖と電解質だけではなくアミノ酸，ビタミンを含みます．

**表15** 静脈栄養管理中の主な合併症

①カテーテル留置に関連した合併症

| CRBSI（catheter related blood stream infection）；不適切なカテーテル・輸液管理 |
| --- |

②静脈栄養投与に関連した合併症

- リフィーディング症候群: 長期低栄養患者への急速なグルコース投与
- 糖代謝合併症: グルコースの過剰/不足
- 必須脂肪酸不足: 脂肪乳剤の未投与/不足
- 微量元素欠乏・過剰: 微量元素製剤の未投与/過剰
- 肝機能障害，胆汁うっ滞→胆泥・胆石，脂肪肝: グルコースの過剰投与，腸管未使用
- ビタミン欠乏症（特にビタミン$B_1$欠乏症⇒Wernicke脳症，乳酸アシドーシス）: ビタミン剤の未投与，グルコースの過剰投与

**表16** CRBSIの感染経路と発生機序

①カテーテル挿入部位からの侵入
②薬剤の汚染
③ルート接続部位からの侵入
④医療従事者の手指衛生の不徹底，消毒液の汚染
⑤その他
　・体内の他部位から微生物が血流に乗ってカテーテルに定着する
　・カテーテルの内腔や周囲に形成されたフィブリンに定着して増殖する

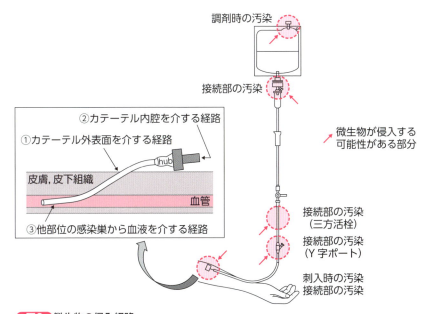

**図6** 微生物の侵入経路

これは微生物の増殖にも都合がよいので，一旦汚染すると急速に増殖してしまいます．栄養輸液それ自体が悪者にされやすいのですが，他から微生物が侵入しない限り輸液内で自然発生的に微生物が増殖するわけではありません．微生物の侵入経路はいくつか考えられますが **表16** **図6** ，薬剤の混注時や側注時の消毒が不十分であったり，刺入部に血液だまりができていたり，ドレッシングが外れかかっていたり，そういった管理の不備が原因になることがほとんどです．混注が必要な薬剤は栄養輸液ではなく，別に糖電解質輸液に混注する，側注する際は接続部分をアルコール綿でごしごし15秒間こする（これによって，アルコールに耐性のある微生物に対しても物理的に除去できる），刺入部に問題はないか毎日確認するなど，日ごろから微生物の侵入防止を心掛けることが，CRBSIを予防するコツです．TPN

**表17** CRBSI を防ぐための対策

①できるだけシングルルーメンカテーテルを選択する
②挿入部位は尺側皮静脈（PICC）が第 1 選択，次に鎖骨下静脈
③挿入部位の皮膚衛生を徹底する
 ・挿入前にシャワーや清拭を行う
 ・悌毛はしない　必要ならサージカルクリッパーを使う
 ・挿入部をポピドンヨードあるいはクロルヘキシジンアルコールで消毒する
④高度バリアプレコーションで行う
⑤ルート管理を徹底する
 ・クローズドシステムが望ましいが，ニードルレスシステムの場合は 70〜80％エタノールで器具表面を慎重に消毒する（15 秒間ごしごしと）
 ・CVC の輸液ラインは定期的（1〜2 回/週）に交換する
 ・末梢静脈カテーテルは，96 時間を超えない頻度で交換する
 ・血液，血液製剤，脂肪乳剤を投与したルートは 24 時間以内に交換する
 ・CVC ではインラインフィルターを使用する
⑥栄養輸液にほかの薬剤を可能な限り混注しない


**表18** カテーテル感染に関連した PPN 輸液の特徴

・組成: 糖だけでなくアミノ酸を含む
　　　　ビタミン $B_1$ を含む
　　　　脂肪乳剤
・pH: 中性に近い
・浸透圧: 細菌増殖を抑制できるほど高くない（≦3）
　　　　＊浸透圧比≧4 では増殖が抑制される


管理時に CRBSI を防止するための対策を，**表17** にまとめます.

　時々 CVC から PPN 輸液を投与しているという声が聞かれますが，末梢用の栄養輸液を中心静脈へ投与することは避けなければいけません．ビーフリード，パレプラスなどは末梢静脈からの投与を前提に開発された輸液であって，添付文書にも「末梢静脈から投与する」と記載されています．CVC からの投与は適応外です．さらにカテーテル感染の面からも問題があります．PPN 輸液は微生物が繁殖しやすい条件，つまり pH が中性に近く，アミノ酸・ビタミン $B_1$ を含有していて，浸透圧が微生物の繁殖を抑えるほど高くないという条件 **表18** がそろっているので，CVC から投与した場合，ひとたび汚染すると急速に全身に拡大してしまいます．たとえ短期間であっても，CVC から PPN 輸液を投与することはやめましょう.

　PPN 製剤が感染しやすい輸液組成であることから，管理中に注意が必要なことがもうひとつ．カテーテルの交換頻度の問題があります．米国疾病対策予防センター（Centers for Disease Control and Prevention: CDC）ガイドライン 2011 年版では，“成人では感染および静脈炎のリスクを低下させるために，72〜96 時間

より頻回に交換させる必要はない"と記載されました．これを受けて日本でも1週間に1回の交換としている施設が多いと思います．しかし，当該ステートメントの根拠になった論文で使われている輸液は糖電解質輸液のみで，アミノ酸やビタミンB₁が添加された栄養輸液での検証結果ではありません．米国には日本のような末梢栄養輸液はないからです．当院でも上記を受けて1週間ごとの交換に変更されましたが，その後PPN管理中のCRBSI発症例が増加しました．NSTからの働き掛けで4日ごとの交換に変更したところ，カテーテル感染が見事に激減した経緯があります．

TPNあるいはPPN管理中に発熱などの感染徴候が見られ，CRBSIが疑われる場合は，血液培養を行います．2セット（左右の手から，時間を空けて，動脈と静脈からなど）採取しましょう．

画像検査や尿検査で異常がなく，膿瘍の存在が否定されて，CRBSIの可能性が高い場合，最良の治療はカテーテルの抜去です．CRBSIに合併あるいは続発した感染症がある場合は，原因菌の種類に応じた抗菌薬の全身投与を行います．投与期間など詳細についてはここでは割愛します．

原因となる微生物が真菌の場合，真菌性眼内炎を併発する可能性が高くなります[5]ので，抗真菌薬で徹底的に治療を行うと同時に，眼科を受診して眼内炎の早期発見・治療に努めましょう．

## 2 リフィーディング症候群（refeeding syndrome: RfS）

ある程度の期間，低栄養状態に置かれていた患者さんに対して，急速に栄養（特に糖質）を投与した時に発症のリスクが高い代謝性合併症です．経口・経腸・経静脈栄養いずれでも起こり得ますが，特に静脈栄養では注意が必要です．低栄養にさらされていた期間が長いほど，栄養障害の重症度が重いほど発症するリスクが高く，重度の場合，心機能や呼吸機能が低下して致死的になることもあります．RfS自体を認識していないと，頻回に電解質をモニタリングすることもなく，患者さんの状態悪化の原因がわからないまま経過してしまいます．なぜ発症するのかを知って，起こさないための栄養治療方法をおさえましょう．

### 1 RfSはなぜ起こるのだろう

長期間，低栄養状態に置かれると，主なエネルギー源が糖質から体タンパク質と貯蔵脂肪に移行します．この代謝下で大量に糖質を投与すると，インスリン分泌が刺激されて糖質が急速に細胞内に取り込まれ，ATP産生や体タンパク質合成が惹

**表19** ATP 不足に伴う症状の例

- 筋肉の麻痺（症状で最も多い）
- 呼吸不全
- 筋肉の破壊⇒横紋筋融解症
- 複視，構音障害，嚥下障害
- 心筋の収縮力低下⇒血圧低下，心拍出量低下
- 心室性不整脈
- 神経障害⇒麻痺，錯乱，けいれん，昏睡
- 赤血球の可塑性低下
  ⇒毛細血管を通過する時に破損して溶血性貧血を引き起こす

起されます．この時，大量のリン（P），カリウム（K），マグネシウム（Mg）も血中から細胞内に移動します．そのため栄養投与前の血中濃度が正常値であっても，栄養投与開始と同時にこれらの電解質の血中濃度が急速に低下してしまいます．これが RfS 発症の主な原因です．特にキーとなる電解質は P で，血中濃度が低下すると ATP を十分に産生できなくなるため，エネルギー需要の大きい脳や心臓，筋肉が障害を受け，様々な症状を引き起こします **表19**．さらに 2,3-DPG（2,3-bis-phosphoglycerate）の産生量が低下して組織への酸素供給が低下することも，発症に拍車をかけます．

　同時にビタミン $B_1$ の欠乏にも注意しなければなりません．摂取不足により血中濃度が低下しているところに大量の糖質を投与すると，代謝の過程で需要が亢進して一気に消費され，乳酸アシドーシスや重度の場合 Wernicke 脳症を引き起こします．とくにアルコール多飲が背景にある場合は，摂取不足に加えてアルコール代謝にかかわる酵素反応でも大量のビタミン $B_1$ を消費します **図7**．代謝反応中の MEOS（肝ミクロゾームエタノール酸化酵素）は，シトクローム P-45 依存性モノオキシゲナーゼの 1 種であり，本来は体タンパク質の合成や薬物代謝を行う酵素ですが，習慣的に大量飲酒をすることで誘導されて，過剰に飲酒をした時のエタノール代謝の主要経路となります．MEOS による代謝の過程でチアミン（ビタミン $B_1$）を消費するため，アルコール多飲患者ではビタミン $B_1$ 欠乏が必至と考えて対応しましょう．

　ここでRfSのリスクのある患者さんの特徴をおさえておきましょう **表20** [6]．それぞれの項目を見ると，入院患者さんではそれほど稀な状態ではないことがわかると思います．

　RfS は重症化するリスクもある代謝性合併症ですが，原因がわかっていますから予防することができます．栄養投与を実施する前の準備と慎重栄養投与計画がカギです．リスクに相当する患者さんの栄養療法を開始する場合は，RfS が起こる可能性を常に考えながら栄養治療計画を立てましょう．

① 通常のアルコール代謝反応（許容範囲内の飲酒をした場合）

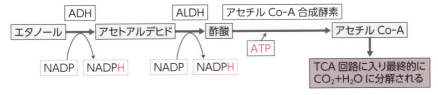

② 許容範囲を超えた飲酒時のアルコール代謝反応

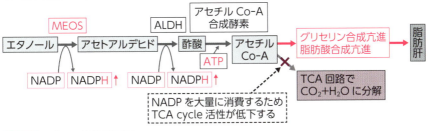

図7 アルコール代謝反応

表20 リフィーディング症候群高リスク患者の判断基準

以下の項目が1つ以上ある
- BMI＜16
- 過去3〜6カ月間の意図しない15％以上の体重減少
- 10日間以上の経口摂取量減少あるいは絶食
- 栄養療法開始前の血清カリウム，リン，マグネシウム低値

以下の項目が2つ以上ある
- BMI＜18.5
- 過去3〜6カ月間の意図しない10％以上の体重減少
- 5日間以上の経口摂取量減少あるいは絶食
- アルコールの乱用あるいはインスリン，化学療法薬，制酸剤，利尿剤を含む薬剤の使用歴

〔The new National Institute for Health and Clinical Excellence (NICE). NICE CG32 Refeeding Guidelines. 2018[6]より引用〕

具体的な栄養療法のポイントは，
- 栄養投与前にP，K，Mgおよびビタミン$B_1$の血中濃度を測定し，栄養投与開始前から十分量のビタミン$B_1$を補充する（例えば200〜300 mg/日，3日間）
- 10 kcal/kg（BMI＜14の重症例では5 kcal/kg）から栄養投与を開始する
- 連日電解質濃度を測定し，P≧3.5 mg/dL，K≧3.5 mmol/Lを目安に必要に応じて補正しながら，連日100 kcalずつ（あるいは2日ごとに200 kcalずつ）栄養投与量を増量する

【基礎編】

- 7～10日程度かけて治療早期の必要量（現体重で算出したTEE×0.8）に到達する
- 電解質が安定していれば，さらに5～7日間かけて通常の目標量まで増量する
- 以後は，目標体重に到達するよう，0.5～1.0 kg/週の体重増加を目安に投与量を調整する

　栄養状態が著しく低下した患者さんを目の前にすると，すぐにでも十分な栄養投与を実施したくなりますが，栄養を受け入れる準備を整えながら，重症であればあるほど慎重にゆっくりと栄養療法を進めなければなりません．かといってRfSを恐れるあまり慎重すぎて栄養量の増量をためらうと本来の目的の栄養状態改善が達成できません．頻回のモニタリングで電解質を補正しながら，RfSのリスクが高い急性期を乗り切って，その後は確実に栄養状態の改善が見込まれる管理を実施しましょう．

## 3 そのほか注意が必要な合併症

### 1 血糖値の異常

　良好な血糖管理は栄養療法の基本です．とくにTPNでは血糖値が変動しやすいため，高血糖・低血糖が引き起こされるリスクがあります．原因を理解して，100～180 mg/dLの範囲内で維持できるように調整しましょう．

#### ・高血糖はなぜ起こる？

　高血糖は感染性合併症や死亡率の上昇など，好ましくない予後につながります[7]．糖尿病の基礎疾患がある場合はもちろんですが，そうでなくても体格や代謝必要量に対して投与しているグルコース量が多すぎたり，代謝能力を超えた速度で投与すると，血糖値が上昇する場合があります．グルコースの静脈への投与速度が平常時では5 mg/kg/分，重症感染症や周術期などの侵襲時には4 mg/kg/分を超えると，高血糖が出現する割合が高くなること[8]がわかっていますので，血糖値の上昇が見られたら投与量や投与速度がこれを上回っていないかをチェックしましょう．

　例えば60 kgの患者さんの場合，

　　平常時　5 mg×60 kg×60分＝18000 mg/時＝18 g/時　が上限速度．

　　　持続投与の場合1日の上限量は24をかけて432 gです．

　　侵襲期であれば，4 mg×60 kg×60分＝14400 mg/時＝14.4 g/時　が上限速度．持続投与の場合1日の上限量は345.6 gです．

　TPNキット製剤2号2000 mL（ワンパル2号の場合は1600 mL）に含まれる

グルコース量は 350 g（360 g）なので，侵襲期には上限を超えてしまいます．もし 12 時間で周期的投与をする場合は，当然この半分量ということになります．

体重 40 kg の患者さんの場合はどうでしょうか．

平常時　5 mg×40 kg×60 分＝12000 mg/時＝12 g/時　持続投与の場合 1 日の上限量は 288 g です．

侵襲時　4 mg×40 kg×60 分＝9600 mg/時＝9.6 g/時　持続投与の場合 1 日の上限量は 230.4 g です．

TPN キット製剤 1 号 2000 mL（ワンパル 1 号の場合は 1600 mL）に含まれるグルコース量が 240 g なので，侵襲期には上限を超えます（もっともこの処方では体重当たりの水分投与量が上限～過剰になりますから，あくまでもグルコースだけで考えると，ということです）．

高血糖を認めた場合，上限量を上回っている場合は投与量を減量して，それでも血糖値が高い場合はインスリンを用いて調整しましょう．通常は 8～10 g のグルコースに対してインスリン 1 単位の割合で投与します．現場では TPN バッグ内に混注することが多いと思いますが，バッグやラインに付着して期待通りの効果が得られない場合もあります．厳格な管理が必要な場合は，混注せず別にシリンジポンプを使って投与しましょう．

さらに侵襲期には，平常時の耐糖能に問題はなくても血糖値が上昇しやすくなります．ストレス糖尿病とよばれますが，通常の糖尿病による高血糖より予後への影響が大きく[9]，より厳格な管理が求められます．180 mg/dL を超えない管理[10]を心掛けましょう．

### ・低血糖

持続的に TPN 輸液を投与されていれば，投与中に低血糖を引き起こすことは通常考えにくいのですが，周期的な投与の場合，突然中断するとグルコースの供給が途絶えても，インスリンはそれまでのグルコース投与量に応じた分泌量がしばらく続くので，低血糖を起こすことがあります．逆に開始時はインスリンの分泌がグルコースに見合った量に到達するのに時間がかかるため，高血糖を引き起こすリスクがあります．これを避けるために，TPN を周期的に投与する場合は開始時と終了時の 1 時間程度は予定投与速度の半分の速度で投与して，インスリン分泌の慣らし時間を設け，血糖値が大幅に変動することを避けましょう．

例えば，1500 mL を午後 7 時から午前 7 時までの 12 時間で投与する場合，開始時と終了前の 1 時間ずつを X/2 mL/時の速度で，10 時間を XmL/時で投与することになりますので，

X＝1500/11≒136 mL

投与速度は　午後 7 時から午後 8 時まで　68 mL/時

午後 8 時から午前 6 時まで　136 mL/時

午前 6 時から午前 7 時まで　68 mL/時　ということになります.

　ちょっと面倒に感じるかもしれませんが, 低血糖を引き起こすリスクを減らすためのひと手間です.

　予定外の抜針, 例えば患者さんが抜いてしまったり, CRBSI 発症などによって TPN の中断を余儀なくされることもあります. そういった場合は直ちに末梢ルートから 7.5～10％のグルコースを含む輸液を開始しましょう. あるいは, 可能なら経鼻栄養カテーテルを挿入して少量から経腸栄養投与を開始して, 急な糖質供給中断による低血糖を避けましょう.

## 2　肝機能障害

　TPN 管理中の肝胆道系酵素上昇は稀ではない合併症です[11]. とくに神経性やせ症など高度の低栄養状態の患者さんに栄養投与を開始すると, 比較的早い時期（開始後 1～2 週間程度）に肝胆道系酵素が上昇することがあります. 投与量が過剰でなければ自然に改善することがほとんどですが, 個人的にはトランスアミナーゼが正常値上限の 3 倍を超えて上昇する場合は一旦投与量を減量して, 改善傾向となった時点で段階的に必要量まで増量するようにしています.

　また, 脂肪乳剤を併用せずに必要なエネルギーを充足しようとすると, 必然的にグルコース投与量が過剰になります. 代謝しきれなかった余剰分のグルコースは肝臓で中性脂肪に変換され, 血中に放出されると同時に肝臓に蓄積して脂肪肝となり, 肝障害を引き起こします. この機序で発症した肝障害は, グルコース量を適量に減量して脂肪乳剤を併用することで改善します. 適切な栄養バランス, 必須脂肪酸欠乏症, 脂肪肝発生防止のためにも, 脂肪乳剤を併用しましょう.

　さらに, TPN だけで管理されて消化管に栄養が投与されないと, 胆嚢は収縮せず常に弛緩した状態のため, 胆泥や胆石が発生しやすくなります. これを防止するためにも, 投与が可能であれば少量でも腸管への栄養投与が勧められます.

## 3　水分・電解質の異常

　多くの TPN キット製剤は体重 60 kg を基準としていて, その体重に必要な水分量 2000 mL/日を投与した時に電解質の 1 日必要量を充足するように設定されています. 体格が小さい場合は, 必要な水分量・エネルギー量も少なくなるため, 水分と三大栄養素の必要量に合わせた処方では電解質が不足する場合があります. 一方で必要な電解質を含む輸液を投与しようとすると, 水分過多になってしまいます.

体格の大きな症例に対しては，その逆が起こり得ます．投与輸液内の電解質の含有量を確認して定期的にモニタリングして，必要に応じて補正して，正常範囲に保ちましょう．

また，維持透析を導入している慢性腎臓病患者に対して腎不全用 TPN キット製剤で管理していると，製剤中に K，P は含まれず Na は減量されているため，これらの血中濃度が低下することがあります．診療報酬上も維持透析患者に対しては標準量の電解質を含む TPN 製剤の投与に問題はありませんので，病名だけで選択せずに状態に合わせた TPN 輸液を選択しましょう．

## 4 ビタミン・微量元素欠乏

現在はビタミン・微量元素ともに含有している TPN キット製剤が主流になっていますが，電解質と同様，2000 mL/日（ワンパルは 1600 mL/日）でこれらの微量栄養素の 1 日必要量を満たすよう設定されています．それに満たない投与が数週間以上続くと欠乏を引き起こすリスクがありますので，体格に応じたキット製剤を選択するか，あるいはこれら微量栄養素を含まないキット製剤に変更して総合ビタミン剤と微量元素製剤を混注するなど，必要量を確保できる処方を心掛けましょう．十分量の微量栄養素を含まない投与が長期化する場合は，週 2〜3 回，総合ビタミン剤・微量元素製剤追加投与を考慮しましょう．

微量元素に関しては，含有しているキット製剤・微量元素製剤ともに 9 種類の必須微量元素のうちの 5 種類しか含んでいません．このうちとくに未投与が長期化して問題になるのはセレンです．セレン欠乏症では最初に下肢筋肉痛が出現することが多く，進行すると不整脈，心筋症，大球性貧血などが報告されています[12]．TPNだけでの栄養管理が長期化している場合はセレンの血中濃度を測定して，必要に応じてセレン製剤（アセレンド®）を投与しましょう．

## 5 必須脂肪酸欠乏

リノール酸や α-リノレン酸，アラキドン酸などの多価不飽和脂肪酸は生体に不可欠ですが，体内では必要量を合成できないため常に補充しなければならない必須脂肪酸です．無脂肪輸液が続くと，小児では 2 週間，成人は 4 週間で必須脂肪酸欠乏症が出現する可能性があり，発症すると皮膚の落屑，乾燥，創傷治癒遅延などを引き起こします．必須脂肪酸欠乏症を防止するだけなら，50 g/週の脂肪（20% イントラリポス 100 mL を週 2〜3 回）を投与すると防止することができますが，前述の脂肪肝・肝障害を防止するための栄養バランスの観点からも，原則として連日脂肪乳剤を投与しましょう．

## 📖 文　献

1) 中村卓郎，長谷部正晴，小林国夫．救急患者における末梢静脈栄養施行下の血中ビタミ
ン $B_1$ 濃度について．外科と代謝・栄養．2002; 36: 307-13.

2) 井上善文，杉浦真一，小川哲史，他．栄養療法の実施状況に関するアンケート調査結果
報告（2）．日静脈経腸栄養会誌．2015; 30: 1188-95.

3) 井上善文，桂　利幸，國場幸史，他．脂肪乳剤を中心静脈栄養投与ラインに側管投与す
る方法の安全性—粒子径からの検討—．静脈経腸栄会誌．2011; 29: 863-70.

4) Iriyama K, Tonouchi H, Azuma T, et al. Capacity of high-density lipoprotein for donat-
ing apolipoproteins to fat particles in hypertriglyceridemia induced by fat infusion.
Nutrition. 1991; 7: 355-7.

5) Henderson DK, Edwards JE, Montgomerie JZ. Hematogeneous candida endophthalmi-
tis in patients receiving parenteral hyperalimentation fluids. J Infect Dis. 1981; 143:
655-61.

6) The new National Institute for Health and Clinical Excellence (NICE). NICE CG32
Refeeding Guidelines. 2018.

7) Umpierrez GE, Isaacs SD, Bazargan N, et al. Hyperglycemia an independent marker of
in-hospital mortality in patients with undiagnosed disease. J Clin Endocrinol Metab.
2002; 87: 978-82.

8) Rosmarin DK, Wardlaw GM, Mirtallo J. Hyperglycemia associated with high, continuous
infusion rates of total parenteral nutrition dextrose. Nutr Clin Pract. 1996; 11: 151-6.

9) Wiener RS, Wiener DC, Larson RJ. Benefits and risks of tight glucose control in criti-
cally ill patients: a meta-analysis. JAMA. 2008; 300: 933-44.

10) 日本静脈経腸栄養学会，編．静脈経腸栄養ガイドライン第 3 版．東京: 照林社; 2013.
p. 326.

11) Quingley EMM, Marsh MN, Shaffer JL, et al. Hepatobiliary complications of total paren-
teral nutrition. Gastroenterology. 1993; 104: 286-301.

12) Reimund J, Duclos B, Cuby C, et al. Home parenteral nutrition: clinical and laboratory
analysis of initial experience (1994-1997) implications for patient management. Ann
Nutr Metab. 1999; 43: 329-38.

# Part 2:

## 病態編

様々な病態下での栄養療法を
実施するために必要なこと

【病態編】 様々な病態下での栄養療法を実施するために必要なこと

# 第1章 重度の栄養障害患者の栄養療法〜COPDを合併したアルコール多飲患者と神経性やせ症患者を例に

　入院患者さんの中には，時に著しい低栄養状態に陥った状態で入院してこられる患者さんがいらっしゃいます．その原因は様々で，例えば単純に摂食量や栄養投与量が少なかった場合，短腸症候群や胃全摘後など消化・吸収に障害がある場合，ある程度の栄養摂取はできていても疾患や侵襲に伴う代謝亢進が上回って相対的に栄養量が不足していた場合，などです．病因に基づいた栄養障害の分類を 図1 に示します．このうち 表1 に示すような SIRM（shortage of nutritional intake-related malnutrition; 栄養摂取不足関連栄養障害）の患者さんは，栄養を投与することによって栄養状態が改善する可能性が高いため，入院の原因疾患の治療と並行して適切な栄養療法を実施する必要があります．

　しかし一方で，低栄養に置かれた期間が長く栄養障害の重症度が高いほど，栄養療法を行うことでリフィーディング症候群（refeeding syndrome: RfS）をはじめとする合併症のリスクが高いというジレンマもあります．重度の低栄養患者さんを前にすると，すぐにでも十分な栄養量を投与して速やかに栄養状態を改善したくなりますが，栄養障害が重症なほど慎重に対応しなければなりません．

　安全でかつ効果的な栄養療法を実施するために，患者さんの栄養状態を詳細にアセスメントして適切に栄養治療計画を立て，頻回にモニタリングをしながら必要に応じて修正を繰り返すことが重要です．

　ここでは重度の SIRM 型栄養障害を呈した患者さん2症例について栄養療法の進め方を考えてゆきましょう．最初の症例はアルコール依存症，2例目は神

経性やせ症（anorexia nervosa: AN）の患者さんです．それぞれ注意すべきポイントをおさえながら，適切な栄養治療法を考えてゆきましょう．

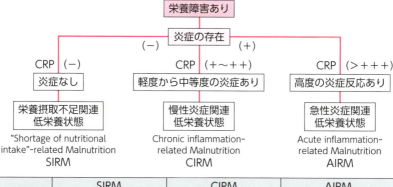

**図1** 病因に基づいた栄養障害の分類
(井上善文. 月刊薬事. 59（4月増刊号）. 2017; 1070-8[1]より引用)

**表1** SIRM の栄養障害を呈する疾患・病態の例

- 摂食嚥下機能障害: 神経疾患，脳卒中，頭頸部がんなど
- 摂食認知機能の低下: 認知症など
- やせ願望に伴う摂食制限: 神経性やせ症
- 社会的・経済的理由による摂食量の不足: 貧困，アルコール依存など
- 上部消化管手術に伴う摂食量の不足: 胃切除，食道切除など
- 腸管大量切除による消化・吸収障害: 短腸症候群

## 症例①

60歳，男性，身長 176.0 cm，体重 38.7 kg（脱水補正後 40.0 kg），IBW 68.1 kg, BMI 12.9

**入院病名** 低血糖，脱水

**基礎疾患** アルコール多飲の習慣，慢性閉塞性肺疾患（COPD）

**現病歴** 普段の ADL は自立．生活保護を受け知人が金銭管理など面倒を見ていたが，普段から日本酒 5 合/日程度を飲酒し，食事はほとんどとっていなかった．入院の 10 日前からは金銭的な理由で酒を買うこともできず水だけを飲んでいた．数日前から本人と連絡がとれなくなったため大家が自宅を訪ねたところ，玄関先で動けなくなっているところを発見．救急要請し当院救急外来

に搬送された．到着時の意識レベルは JCS 10，脱水，低血糖（35 mg/dL）を認め，ビタメジン® 1 A［ビタミン $B_1$（チアミン塩化物塩酸塩）100 mg，ビタミン $B_6$（ピリドキシン）100 mg，ビタミン $B_{12}$（シアノコバラミン）1 mg を含む］を混注した細胞外液補充液の投与を開始．50％グルコース液 20 mL を側注後，意識レベルは回復した．

## 《入院時の検査所見》

**身体所見** るい痩著明，皮膚乾燥なし，全身に軽度の浮腫を認める

**血液検査** ChoE 113 U/L，ALP（JSCC）116 U/L，AST 30 IU/L，ALT 14 IU/L，LDH 231 U/L，$\gamma$-GTP 10 U/L，Alb 2.4 g/dL，アンモニア 53 $\mu$g/dL，BUN 35.3 mg/dL，Cr 0.94 mg/dL，eGFR 92.8 mL/分/BSA，K 3.49 mmol/L，Na 136.8 mmol/L，IP 3.4 mg/dL
CRP 0.93 mg/dL，BS 91 mg/dL（50％グルコース液 20 mL 投与後），WBC 4300/$\mu$L，RBC 305 万/$\mu$L，Hb 10.9 g/dL，Plt 12.7 万/$\mu$L
Fe 71 $\mu$g/dL，UIBC 67 $\mu$g/dL，フェリチン 234 ng/mL，NT-pro BNP 221.3 pg/dL
ビタミン $B_1$ 11 ng/mL，ビタミン $B_{12}$ 254 pg/mL，葉酸 1.9 ng/mL

**頭部 CT/MRI 検査** 左頭頂部に外傷性 SHA，硬膜下水腫（いずれも陳旧性），右慢性上顎洞炎

**胸部〜骨盤 CT** 高度肺気腫，全身皮下浮腫

BMI 12.9 と重度のるい痩，低タンパク血症，ビタミン $B_1$・葉酸値低下，軽度貧血，頭部の外傷性変化，高度の COPD を認める．

---

**Memo ☞ 栄養障害の分類方法を知っておこう**

　栄養障害（特に低栄養）は，古典的には Marasmus 型と Kwashiorkor 型に分類されてきました．前者は体脂肪も筋肉も著しく欠乏してるい痩が著しい状態，後者はエネルギー量よりたんぱく質消費が著しく，やせは目立たず浮腫を伴う状態です．本来発展途上国の小児に対する用語ですが，医療の現場では栄養量が絶対的に不足して著しいるい痩を認める患者を Marasmus 型，疾患や外傷に伴う代謝ストレスでたんぱく質の需要が著しく亢進した状況の患者を Kwashiorkor 型，その混合型を Marasmic Kwashiorkor 型と分類してきました．

これに対して，病因に基づいて炎症の有無とその程度に着目した分類法[1]が提唱されています **図1**．栄養摂取不良関連栄養障害（shortage of nutritional intake-related malnutrition: SIRM）は，栄養摂取量/投与量の不足が原因で引き起こされる栄養障害であり炎症は存在しません．慢性炎症関連栄養障害（chronic inflammation-related malnutrition: CIRM）は，軽度から中等度の炎症が慢性的に存在する疾患でみられる栄養障害です．慢性閉塞性肺疾患や慢性関節リウマチがこのタイプにあたります．急性炎症関連栄養障害（acute inflammation-related malnutrition: AIRM）は，高度の炎症反応を伴う栄養障害で，エネルギー代謝，タンパク異化ともに亢進した状況です．重症感染症や熱傷，高エネルギー外傷などがこれに該当します．

## 《栄養療法を開始する前に注意が必要なことをおさえよう》

入院前は10日間以上経口摂取量の減少あるいは絶食状態，それまではアルコールの乱用があり，栄養障害の程度は重度です．COPDを合併しているため，慢性炎症関連栄養障害（chronic inflammation-related malnutrition: CIRM）の要素も予測されますがSIRMが主体であり，適切な栄養療法で栄養状態の改善が望めそうです．ただしRfSのハイリスク判断基準に複数の項目が当てはまりますので（基礎編 第3章 p.75参照），慎重な栄養投与計画を立てなければなりません．

まず，栄養療法を開始する前に大量のビタミン$B_1$を補充します．乳酸アシドーシスやうっ血性心不全，Wernicke脳症の発症を防止する[2]ために必須です．特にアルコール多飲の既往がある場合，ビタミン$B_1$欠乏はほぼ必発と考えましょう．なぜなら食事からの摂取量が不十分なことに加えて，静脈栄養の合併症の項（基礎編 第3章 p.74）で触れたように通常の代謝経路だけではアルコールの代謝が間に合わず，ビタミン$B_1$を補酵素とする別の代謝酵素を使うため，ビタミン$B_1$の需要が慢性的に亢進しているからです．

RfSのキーとなる電解質について，入院時の血清カリウム，リン濃度は正常範囲内ですが，脱水による濃縮もあり，飢餓状態だったことから絶対量は不足していると推察されます．この状態で糖質中心の栄養を急速に投与すると，これらの電解質が大幅に減少してRfSを引き起こすリスクがあります．そうならないよう，栄養療法開始からしばらく（1週間〜10日間）は，これらの電解質を頻回にモニタリングして必要に応じて補充し，血中濃度を正常範囲内に維持しながらゆっくりと慎重に栄養投与量を増やしてゆきます．

重度の栄養障害患者に対する栄養必要量の推定量は，少量から慎重に投与量を増

量する急性期と，栄養状態改善を目的として十分量の栄養を投与する安定期の2段構えとします．まず急性期の推定栄養必要量と具体的な栄養療法について考えましょう．

## 《治療開始急性期の栄養療法の考え方》

### ▶栄養必要量はどれくらいに設定するのが適切だろう？

重度の栄養障害のある患者さんの栄養治療の目標は栄養状態の改善と体重増加ですが，栄養療法開始から1～2週間の急性期は本格的な栄養治療を受け入れるためのコンディション作りの期間と考えます．そのため栄養必要量に用いる体重は，るい痩が高度であったとしても，現体重を用います．症例の場合は脱水補正後の40kgを用いることにします．

#### 1）総エネルギー必要量（TEE）

基礎代謝量（BEE）は，H–B式を用いて **1092 kcal/日**．活動係数（AF）はほぼ床上安静のため1.2，COPDの基礎疾患があり慢性的な代謝亢進が予想されますが，急性期はストレス係数（SF）1.0としてTEEを算出します．

**TEE＝1092×1.2×1.0≒1310 kcal/日**

さらに，長期間飢餓状態の安静時エネルギー消費量は，同年代の健常人と比較して20～25%低下する[3]と報告されていることより，急性期のエネルギー目標量は算出したTEEの80%の値としましょう．

**1310×0.8＝1048 kcal/日**

#### 2）たんぱく質必要量

制限が必要な病態はなく，低タンパク血症の改善を目的に，やや多めの1.2 g/kgとします．

**1.2×40＝48 g/日**

#### 3）脂質必要量

標準的なエネルギー比率，つまりTEEの25%として

**1048×0.25＝262 kcal ⇒ 29 g/日**

（静脈栄養の場合は，TEEの15%として）

**1048×0.15≒157 kcal ⇒ 17 g/日）**

#### 4）糖質必要量

TEEからたんぱく質と脂質のエネルギー量を差し引いて

**1048−（48×4＋29×9）＝595 kcal ⇒ 149 g/日**

（静脈栄養の場合は，1048−（48×4＋17×9）＝703 kcal ⇒ 176 g/日）

## 5）ビタミン・微量元素必要量

1 日必要量を充足する量．ただしビタミン $B_1$ は数日間大量に投与．葉酸も欠乏しているため栄養療法と同時に補充．

## 6）水分必要量

40 kg×35 mL＝1400 mL/日

### ▶具体的な栄養療法の手順を考えよう

急性期の栄養必要量に到達するまでの栄養治療計画を立てましょう．

栄養投与ルートは，経口，経腸，経静脈のどれを選択すべきでしょうか．消化管に問題がなく嚥下機能が保たれていれば，原則通り経口摂取を優先します．本症例では消化管症状は見られませんが，高度のるい痩と廃用に伴う筋力の低下が推察されます．嚥下にかかわる筋肉も衰えているでしょう．誤嚥を回避するために，食事を開始する前に言語聴覚士（speech therapist: ST）による嚥下機能評価を実施して，患者さんの嚥下機能に適した形態の食事を選択しましょう．

一方，摂食認知機能や嚥下機能に問題があって経口摂取が困難な場合は，経腸栄養，静脈栄養のいずれかを選択することになります．その場合，"If the gut works, use it!"の原則に従って，消化管の機能に問題がなければ経腸栄養を優先します．もし経腸栄養ができない状況や，不穏症状や認知機能の低下のために経鼻栄養カテーテルを頻回に自己抜去するリスクが高い場合は，静脈栄養を選択します．栄養剤を投与している最中にカテーテルを抜去してしまうと，栄養剤が気管内に流入して誤嚥性肺炎を引き起こすリスクがあるからです．

どこから栄養を摂取/投与するかにかかわらず，共通する治療開始時のポイントはごく少量から開始して，慎重にゆっくりと栄養投与量を増量する，ということです．本症例のような重度の栄養障害患者（BMI≦14 あるいは半飢餓状態が 2 週間以上続いた場合）の場合は，5 kcal/kg/日程度から開始します．軽度～中等度の栄養障害であっても 10 kcal/kg/日から開始して，1～2 週間かけて目標量まで増量します[4]．いずれの場合も，開始時に脱水や電解質異常があれば細胞外液補充液や電解質補正液でまずそれを補正して，十分量のビタミン $B_1$ を投与してから栄養投与を開始します．筆者らは，栄養治療開始前から開始後数日間，ビタミン $B_1$ を 200～300 mg/日を静脈投与し，以後は 100 mg/日のビタミン $B_1$ を含む内服薬を経口・経腸（不能なら注射剤を経静脈投与）で補充しています．電解質の補正は，リン酸 Na 補正液 0.5 mmol/mL（20 mL/A 中にリンとして 310 mg 含有），KCl 注 10 mEq キット（10 mL/A）あるいはアスパラカリウム注 10 mEq 注（10 mL/A）（いずれもカリウムを 10 mEq/A 含有）などを用い，経口・経腸投与が可能になれば，

## 表2 急性期の栄養投与計画案: 経口摂取の場合

| | 提供食 | 熱量 (kcal) | たんぱく質 (g) | 脂質 (g) | 糖質 (g) | 水分量 (mL) |
|---|---|---|---|---|---|---|
| 1・2日目 | 液体/ゼリー状栄養補助食 200 kcal/P×1パック(P) | 200 | 7.5 | 5.6 | 20.3 | 93 |
| 3・4日目 | 液体/ゼリー状栄養補助食 200 kcal/P×2 P | 400 | 15.0 | 11.2 | 40.6 | 186 |
| 5・6日目 | 液体/ゼリー状栄養補助食 200 kcal/P×3 P | 600 | 22.5 | 16.8 | 60.9 | 279 |
| 7・8日目 | きざみ菜ハーフ・全粥汁椀 (110 g) +栄養補助食品1 P | 817 | 36.1 | 20.9 | 107.3 | ― |
| 9・10日目 | 軟菜食ハーフ・全粥小盛(200 g) +栄養補助食品1 P | 1058 | 41.1 | 25.3 | 151.3 | ― |

内服薬へ切り替えます. その場合, リンの補正剤であるホスリボン®配合顆粒(リンとして100 mg/包を含む)は, 低リン血症の程度によって20〜40 mg/kg/日を目安に投与しますが, 服用後1〜2時間で血中濃度はピークとなり以後急速に低下するため, できるだけ1日量を分割して投与回数を増やすことがポイントです. マグネシウムについては, 経験上補正を要する症例はわずかで, 栄養治療の段階で自然に回復することが多い印象です.

## 《投与経路別に具体的な栄養投与計画を立てよう》

### ▶経口栄養 表2

食べられる状況であれば経口栄養を選択します. この時注意が必要なことは, 社会的・経済的な理由で食事をしたくてもできなかった場合, 提供すれば提供しただけ全量を摂食できることも少なくありません. 繰り返しになりますが, 食事でもRfS は起こり得ますので, 開始時はごく少量の提供にとどめましょう. 本症例の場合は5 kcal/kg=5×40=200 kcal/日から開始しますが, 開始からしばらくは, 栄養組成の面から, そして段階的な増量をしやすいという面からも, 栄養成分が明らかな栄養補助食品がお勧めです. 1パック200 kcalの液体あるいはゼリー状栄養補助食で開始して, 2日ごとに200 kcalずつ増量し, 600 kcal/日に到達した後は800 kcal/日程度に調整した病院食に変更します. その後は同じ増量ペースになるよう病院食を調整して, 急性期の目標量に到達します. 病院食の調整は管理栄養士に相談すると, 的確に調整してもらえると思います. 飲水は自由としますが糖分を含まないものにして, 必要量の水分を飲用することが難しければ, グルコースを含

**表3** 急性期の栄養投与計画案: 経腸栄養の場合

| | 提供食 | 熱量<br>(kcal) | たんぱく質<br>(g) | 脂質<br>(g) | 糖質<br>(g) | 水分量<br>(mL) |
|---|---|---|---|---|---|---|
| 1・2日目 | F2α 1パック(P) | 200 | 10.0 | 4.4 | 31.0 | 168 |
| 3・4日目 | F2α 2P | 400 | 20.0 | 8.8 | 62.0 | 336 |
| 5・6日目 | F2α 3P | 600 | 30.0 | 13.2 | 93.0 | 504 |
| 7・8日目 | F2α 1P+CZ-Hi300 2P | 800 | 40.0 | 17.6 | 119.0 | 420 |
| 9・10日目 | CZ-Hi300 2P+<br>CZ-Hi400 1P | 1000 | 50.0 | 22.0 | 146.8 | 588 |

F2α: エフツーアルファ　200 kcal/200 mL
CZ-Hi300: CZ-Hi アゼプバッグ 300　300 kcal/300 mL
CZ-Hi400: CZ-Hi アゼプバッグ 400　400 kcal/400 mL

まない細胞外液補充液で補充します.

## ▶経腸栄養　表3

消化管の機能には問題がなくても, 摂食認知機能や嚥下機能に問題があって安定した経口摂取が難しい場合は, 経腸栄養の適応です. 十分に食べられるようになるまでの期間によりますが, まずは細径 (8~10 Fr) の経鼻栄養カテーテルを挿入して栄養剤を投与しましょう. 自己抜去のリスクを確認するために, 挿入当日は何も注入しないか少量の水だけにして様子を見ます. 翌日から 200 kcal/日の栄養剤を 30~50 mL/時の低速で開始して, 2日ごとに 200 kcal ずつ増量し, ゆっくりと目標量に到達します. 下痢や胃食道逆流の徴候に注意しながら, 投与速度を増速しますが, 100~120 mL/時までに抑えたほうが安全です. 水分必要量を充足するよう追加水を併用します.

## ▶静脈栄養　表4

経口栄養・経腸栄養が難しい場合は, 静脈栄養を選択することになります. 開始時の投与量, 増量のペースはほかの経路の投与計画と同様に少量からゆっくり, 例えば 50 g/日のグルコースを含む輸液処方から開始して, 段階的に増量します. ナトリウムやカリウムの電解質組成は維持液相当が適切です. アミノ酸, 脂肪乳剤は RfS の発症に直接影響しませんので, 栄養治療効果を上げるためにも積極的に投与しましょう. PPN で開始することが多いと予想しますが, 著しい低体重の患者に対して適切な水分投与量の範囲内で末梢血管から目標栄養量を投与することは困難です. 静脈栄養管理の期間にもよりますが, 2週間以上の長期化が予測される場合は, 経過中に PICC などの CVC を挿入して TPN 管理に移行しましょう.

**表4** 急性期の栄養投与計画案: 静脈栄養の場合

＊開始時は末梢ルートから，7日目以降 CVC より投与する場合

| | 輸液処方 | 熱量 (kcal) | アミノ酸 (g) | 脂質 (g) | 糖質 (g) | 水分量 (mL) |
|---|---|---|---|---|---|---|
| 1・2日目 | SOLT3 1000 mL＋AP 200 mL | 252 | 20 | 0 | 46 | 1200 |
| 3・4日目 | PP 1000 mL | 420 | 30 | 0 | 75 | 1000 |
| 5・6日目 | PP 1000 mL＋20% IL 100 mL | 620 | 30 | 20 | 75 | 1100 |
| 7・8日目 | ELNNF1号 1000 mL＋<br>AP 200 mL＋20% IL 100 mL | 820 | 40 | 20 | 120 | 1300 |
| 9・10日目 | PNT2号 1100 mL＋<br>AP 200 mL＋20% IL 100 mL<br>＋VJ 1S＋MM 1A | 1120 | 50 | 20 | 180 | 1400 |

＊開始時から CVC より投与する場合の 3～6 日目の投与案

| | 輸液処方 | 熱量 (kcal) | アミノ酸 (g) | 脂質 (g) | 糖質 (g) | 水分量 (mL) |
|---|---|---|---|---|---|---|
| 3・4日目 | SOL3AG 1000 mL<br>＋AP 200 mL | 380 | 20 | 0 | 75 | 1200 |
| 5・6日目 | SOL3AG 500 mL<br>＋PSS3号 500 mL＋AP 200 mL<br>＋20% IL 100 mL | 630 | 20 | 20 | 87.5 | 1100 |

SOLT3: ソリタ T3 号，AP: アミパレン，PP: パレプラス，IL: イントラリポス，ELNNF: エルネオパ NF，PNT: ピーエヌツイン，VJ: ビタジェクト，MM: ミネラミック
SOL3AG: ソルデム 3AG，PSS3 号: フィジオゾール 3 号

## 《安定後の栄養療法はどう進めれば良いだろう？》

電解質を正常範囲内に維持しつつ，栄養投与に伴う合併症（後述）を起こすことなく急性期の目標量に到達できれば，その後は体重増加を目的とした栄養投与量を目標に漸増します．

具体的には，目標体重を設定して活動量やストレスの度合いに応じて TEE を設定しますが，目標体重をどうするかで悩みます．健常時の体重，BMI 18.5 として算出する，などが考えられますが，本症例の場合は健常時の体重は不明，BMI 18.5 とすると 57.3 kg となり，現体重との差が大きすぎます．安定後の目標体重の第一段階としては，BMI 15 となる 47.0 kg を目標とすることにしましょう．

### 1）総エネルギー必要量（TEE）

BEE は H–B 式より **1188 kcal/日**．

ベッド外でのリハビリを開始しており AF 1.4，COPD に伴う慢性的な代謝亢進を考慮して SF 1.2 として

TEE＝1188×1.4×1.2≒1996 kcal/日　⇒　2000 kcal/日　とします.

### 2) たんぱく質必要量

低たんぱく質血症改善のために 1.3 g/kg として

1.3×47.0≒61 g/日

### 3) 脂質必要量

高度の COPD を認めますが, 酸素投与が必要なⅡ型呼吸障害はないため, 脂質の比率は増量せず通常の TEE の 25% として

2000×0.25≒500 kcal　⇒　56 g/日

### 4) 糖質必要量

2000−(61×4+56×9)＝1252 kcal　⇒　313 g/日

### 5) ビタミン・微量元素必要量　1日必要量を充足する量

### 6) 水分必要量　35 mL/kg として

35×40〜47 kg　⇒　1400〜1645 mL/日の範囲で調整

## 《症例の栄養療法の経過》 表5

　入院当日主治医より 5% グルコースを含む細胞外液補充液 1500 mL(うち1本にビタメジン1A混注) が投与されていました. 含有している栄養素および電解質の量はエネルギー量 300 kcal, アミノ酸 0 g, 脂質 0 g, グルコース 75 g, $Na^+$ 196.5 mEq, $K^+$ 6 mEq, ビタミン $B_1$ 100 mg, ビタミン $B_6$ 100 mg, ビタミン $B_{12}$ 1 mg です.

　翌日の血液検査で, K (2.54 mmol/L), IP (1.7 mg/dL) の低下を認めたため, グルコース量が 50 g/日になるよう輸液を調整して, 両電解質の補充を開始しました. 正常範囲内に改善したことを確認後, 電解質の補充を継続しながら輸液を調整し, 栄養投与量の漸増をはかりました. 入院時の ST 評価では廃用に伴う嚥下機能低下により誤嚥のリスクが高いとされましたが, 7日目の再評価でゼリー・ペースト状であれば摂取が可能と判断されたため, ゼリー状栄養補助食品 (カロリーメイトゼリー®) 1パックの提供を開始しました. むせずに全量を摂取できたため, 連日1パックずつ増量して3パックに到達しました. 電解質はモニタリングの値に応じて調整しながら補正を継続し, 正常値を維持しました. 以後, 病院食を変更・漸増し, 最終的に常食・米飯 (1850 kcal, たんぱく質 72 g) を安定して全量摂取できるようになり, 入院 33 日目に退院しました.

　退院時の血清 Alb 値は 2.9 g/dL, Hb 11.2 g/dL に軽度改善し, 体重は 41.8 kg と入院時より 1.8 kg 増量し, 約1カ月間での増量速度として適切と判断しました.

**表5** 症例1　栄養療法開始～安定期後の栄養管理

|  | 静脈栄養 | 経口・経腸栄養 | 熱量 (kcal) | アミノ酸 (g) | 脂質 (g) | 糖質 (g) |
|---|---|---|---|---|---|---|
| 1・2日目 | SOLT3 1000 mL ＋AP 200 mL | ― | 252 | 20 | 0 | 46 |
| 3・4日目 | PP 1000 mL | ― | 420 | 30 | 0 | 75 |
| 5・6日目 | PP 1000 mL ＋20% IL 100 mL | ― | 620 | 30 | 20 | 75 |
| 7・8日目 | PP 1000 mL ＋20% IL 100 mL | カロリーメイトゼリー　1P | 820 | 38.2 | 24.4 | 106.2 |
| 9・10日目 | PP 1000 mL ＋20% IL 100 mL | カロリーメイトゼリー　2P | 1120 | 46.4 | 28.8 | 137.4 |
| 11日目 | PP 1000 mL ＋20% IL 100 mL | カロリーメイトゼリー　3P | 1320 | 54.6 | 33.2 | 168.6 |
| 12日目 | PP 500 mL ＋20% IL 100 mL | すり菜食・全粥小盛（200 g） | 1310 | 71.2 | 44.2 | 148.7 |
| 15日目 | ― | きざみ菜食・軟飯小盛（140 g）＋カロリーメイトゼリー2P | 1463 | 72.9 | 40.2 | 198.4 |
| 16日目 | ― | 軟菜食・米飯小盛（140 g）＋カロリーメイトゼリー2P | 1500 | 74.9 | 57.2 | 181.4 |
| 18日目～ | ― | 常食・米飯（200 g） | 1850 | 72 | 41 | 299 |

SOLT3: ソリタT3号，AP: アミパレン，PP: パレプラス，IL: イントラリポス
病院食名は当院での呼称

## 《栄養療法中に起こり得るRfS以外の合併症にも注意しよう》

### ▶ 低血糖

　栄養治療開始から数日間はRfS防止のために糖質投与量を大幅に制限するため，低血糖のリスクがあります．その都度50%グルコース液を静注するやり方は，一時的に血糖値が上昇しても反応性にインスリンの分泌が上昇して再び低血糖を引き起こすリスクがあり，得策ではありません．頻回に低血糖が出現するようなら，10%グルコースを含む輸液を持続投与（20～40 mL/時；グルコース48～96 g/24時間に相当）することが推奨されます[5]．この場合，予定投与量を超えるグルコースを投与することになるため，リンやカリウムの血中濃度をより頻回にモニタリングし

て必要に応じて補充し，電解質の正常範囲内維持と適切な血糖値維持の両立を達成しましょう．

## ▶肝酵素の上昇

　栄養投与量を増量する経過中に肝酵素が上昇することがあります．代謝能力を超えた糖質の投与，あるいは糖質と窒素量のバランスが悪いことが原因で，治療開始から数週間後に出現することが多いようです．栄養投与量を減量したり停滞することなく，予定通りの栄養治療を継続しても自然経過で改善することが多いのですが，個人的にはトランスアミラーゼが正常範囲上限の3倍以上に上昇するようなら，栄養投与量を一旦1～2段階前の量まで減量して，改善後に増量を再開しています．一方で，栄養投与前から肝障害が存在する場合は低栄養自体が原因であり，栄養投与を予定通り実施しながら経過をみます．

## ▶心不全

　重度の栄養障害は心機能にも影響します．かつて心筋は慢性的な栄養障害の影響を受けないと考えられていましたが，ボランティアによる体重減少実験の結果，減少の程度に伴って心容積と心筋量が減少して心拍出量が低下することが示されました[6]．このような状態の心臓に対して段階を踏まずに急速に栄養を投与すると，栄養投与によって増加した循環血液量に対して心収縮能が対応できず，心不全を引き起こしてしまいます．栄養投与量を増量している過程で急激に体重が増えたり心拍数が増加するようなことがあれば心不全の徴候の可能性があり，注意が必要です．頻回の体重測定と毎日のバイタルサインの確認で発症防止に努めましょう．

　本症例でも入院時に NT-pro BNP の軽度上昇を認め心不全を危惧しましたが，特に心不全の徴候はなく，後に正常化しました．

### 症例②

25歳，女性，身長150.0 cm，体重28.0 kg，IBW 49.5 kg，BMI 12.4

**現病歴**　元来健康状態に問題はなく，高校入学時の体重は50 kg程度，摂食状況も良好だった．高校3年時に，友人から何気なく「ぽっちゃりしているね」と言われ，また自分よりやせていた妹と比較されたことをきっかけに，自己流で食事制限を開始．エネルギー量の高いものは極力避け，野菜類とこんにゃくなどだけを食べるようになった．体重が3カ月間で7 kg減少し月経も停止したが，周りから「かわいくなった」と言われ，注目されることがうれしくて，さらに食事制限を徹底した．35 kgまで減少した時点で家人に連れられて半強制

的に精神科クリニックを受診したが，その後の通院は拒否．大学卒業後就職したが，るい痩が進み職場で転倒を繰り返し，転倒時の切傷から蜂窩織炎を引き起こしたため近医を受診．炎症所見は抗菌薬投与で改善したが，神経性やせ症に伴う全身衰弱が疑われ，当院精神科に紹介入院となった．

## 《入院時の検査結果》

**身体所見** るい痩著明，皮膚乾燥，両側下腿浮腫＋＋，背部に産毛＋

**血液検査** ChoE 146 U/L，AST 98 U/L，ALT 112 U/L，CK 44 U/L，$\gamma$-GPT 87 U/L，Alb 2.8 g/dL，BUN 14.2 mg/dL，Cr 0.48 mg/dL，eGFR 116.3 mL/分/BSA，K 3.97 mmol/L，Na 135.7 mmol/L，IP 2.0 mg/dL，Mg 2.1 mg/dL，血糖 64 mg/dL，CRP 3.25 mg/dL，T-cho 117 mg/dL，LDL 37 mg/dL，BNP 117.2 pg/mL，FT4 0.87 ng/dL，TSH 2.601 $\mu$IU/mL，WBC 4800/$\mu$L，Hb 10.4 g/dL，Plt 17.6 万/$\mu$L
ビタミン $B_1$ 18 ng/dL，ビタミン $B_{12}$ 775 pg/mL，葉酸 5.5 ng/mL

**胸部X線** 滴状心，軟部陰影・肺野に異常所見なし

**腹部超音波検査** 特記すべき異常なし

　著明なるい痩，肝・胆道系酵素の上昇，血清タンパク質低下，血清リン低値，軽度の貧血，ビタミン $B_1$ 低値を認める．

## 《SIRM を呈する神経性やせ症について，栄養療法上の注意点をおさえておこう》

　神経性やせ症（anorexia nervosa: AN）は，極端な食事制限による著しい体重減少を特徴とする精神疾患です．体重減少を目的とした大幅な食事摂取量の制限，体重増加や肥満に対する過度の恐怖，ゆがんだボディイメージという 3 つの要素が特徴です．全死亡率は 6～20％と報告されていて[7]，これはほかの精神疾患と比較しても高い死亡率です．根本的な治療には行動療法や精神療法が必要ですが，栄養障害が重度の場合は身体症状だけではなく精神症状も悪化するため，栄養状態が改善しない限りこれらの治療が奏効することはありません[8]．並行してあるいは先行して栄養療法を実施する必要があります．

　AN 患者でまず問題となるのは，栄養投与経路，どこから栄養を投与するか，です．嚥下機能や消化管機能には問題がないことがほとんどですので，基本的には経口栄養が第一選択なのですが，入院に至るまで家人や周囲から繰り返し摂食を促さ

れてきたことでしょう．体重増加に対する恐怖からそれができないために入院に至ったわけで，入院後に食べることを強要しても期待する量を摂食できることは考えられません．隠れて捨ててしまったり，飲み込んだ後嘔吐して排出することも少なくありません．経腸栄養はどうでしょう．まず，経鼻栄養カテーテルの挿入を受け入れないでしょう．なかには，その必要があることを説明すると，挿入を嫌がりしぶしぶ食事摂取を受け入れる症例もありますが，安定した摂食は困難です．かといって，同意を得ないまま経鼻栄養カテーテルを挿入して経腸栄養を強要するとその後の信頼関係が損なわれてしまい，行動療法や精神療法に影響することもあります．最終目標は，良好な体重を維持するのに必要な栄養量を，自発的に食事で摂取できるようになることですが，低下した思考能力を回復して根本治療につなげるためには，静脈栄養の選択も必要です．もちろん，経口摂取を最優先しますが，食事にこだわるあまり栄養療法の開始が遅れてしまうことは避けなければなりません．そして，患者にかかわる医療従事者すべてが，栄養療法に関する方針と実践方法を共有して，低栄養の危険性と栄養治療の重要性を繰り返し根気強く説明して，自ら率先して摂取できるよう働きかけることも大切です．

## 《急性期・安定後の栄養必要量を求めよう》

### ▶急性期（1〜10日間程度）の栄養必要量

#### 1）総エネルギー必要量（TEE）
BEE は現体重を用いて算出　H–B 式より **1093 kcal/日**
**TEE＝BEE×AF×SF＝1093×1.2×1.0≒1312 kcal/日**
安静時代謝は 20% 減少しているとして，急性期の目標熱量は
**TEE×0.8≒1050 kcal/日**

#### 2）たんぱく質必要量
1.2 g/kg として
**1.2×28≒34 g/日**

#### 3）脂質必要量
TEE の 25% として
**1050×0.25＝262.5 kcal　⇒　29 g/日**
（静脈栄養の場合は TEE の 15% として）
**1050×0.15＝157.5 kcal　⇒　18 g/日**

#### 4）糖質必要量
TEE からたんぱく質と脂質のエネルギー量を差し引いて

$1050-(34\times4+29\times9)=653$ kcal ⇒ 163 g/日

（静脈栄養の場合は　$1050-(34\times4+18\times9)=752$ kcal ⇒ 188 kcal/日）

## 5）ビタミン・ミネラル

ビタミン $B_1$ は開始時に大量投与　他は 1 日必要量を満たす量

## 6）水分必要量

35 mL/kg として

$28\times35=980$ mL/日

### ▶安定後の栄養必要量

## 1）総エネルギー必要量（TEE）

BEE は目標体重を用いて算出します．当面の目標を 35 kg として H–B 式より 1160 kcal/日

活動性も上がりリハビリを開始しているため AF 1.4，特に代謝を亢進させる病態はなく SF 1.0 として

TEE＝BEE×AF×SF＝$1160\times1.4\times1.0=1624$ kcal/日

## 2）たんぱく質必要量

引き続き強化が必要と判断し，やや多めの 1.2 g/kg として

$35\times1.2=42$ g/日

## 3）脂質必要量

TEE の 25％として

$1624\times0.25=406$ kcal ⇒ 45 g/日

## 4）糖質必要量

TEE からたんぱく質と脂質のエネルギー量を差し引いて

$1624-(42\times4+45\times9)=1051$ kcal ⇒ 263 g/日

## 5）ビタミン・ミネラル

1 日必要量を満たす量

## 6）水分必要量

体重の変動に応じて 35 mL/kg として

1000〜1200 mL/日で調整

## 《栄養療法開始時に注意が必要なこと》

患者さんは，BMI 12.4 とるい痩の程度は重度，かつ年単位で著しく制限した食事しか口にしていなかったと推察されます．NICE ガイドラインの RfS 高リスク患者の判断基準にほぼすべてが合致し，きわめて慎重な栄養投与計画が必要です．栄

養治療を開始する前にまずビタミン B₁を 200～300 mg 静脈投与して，数日間続けます．血清リン値が入院時から低いので，補充しながら 5 kcal/日のエネルギー量から栄養治療を開始します．血中のリン，カリウム，マグネシウムを頻回にモニタリングして正常範囲内のやや高めに保ちながら，基本に沿って 10～14 日かけてゆっくり栄養量を増量しましょう．

## 《急性期の具体的な栄養治療の実際》

ビタミン B 群補充液（例; ビタメジン静注用: チアミン 100 mg, ピリドキシン塩酸塩 100 mg, シアノコバラミン 1 mg）を 2～3 A 溶解した 5％グルコースを含む細胞外液補充液 500 mL＋4.6％グルコースを含む維持液 500 mL で開始．基本通り 2 日ごとに 200 kcal ずつ増量して 600 kcal/日に到達しました．全身状態が改善して，栄養治療の必要性の理解もある程度得られるようになった時点で，栄養補助食品の提供を開始しました．飲用を受け入れられた理由のひとつには，栄養状態は危機的であり，摂食できないなら経鼻栄養カテーテルを挿入する必要があることを話したこともありそうです．飲用は良好で，以後提供量を増やして，入院から 10 日目に食事だけで急性期の目標量に到達しました．

## 《安定後の栄養療法の実際》

電解質を正常範囲内に維持しながら順調に急性期の目標栄養量に到達できれば，その後の RfS 発症リスクは低下します．以後は体重増加が得られるよう，さらに栄養投与/摂取量を増量しましょう．具体的には，まず 5～7 日程度かけて安定期の目標栄養量に到達します．本症例の場合は 1624 kcal/日と算出しました．以後は 0.5～1.0 kg/週の体重増加を目標に栄養投与量を調整します．栄養療法を開始すると安静時代謝量が増加して活動量も増えるので，TEE が増加します．また体重を 1 kg 増加するのに余分に必要なエネルギー量は約 7500 kcal と見積もられます[9]ので，目標の体重増加を達成するには一時的に 70～80 kcal/kg が必要となることもあります．本症例の場合は，1960～2240 kcal/日が必要です．一方で，患者さん自ら積極的に治療に取り組んでもらうために，目標体重を段階的に小刻みに設定して，到達するたびに入院生活の制限を緩和するという，行動療法の導入も効果的です[10]．

その後も経口摂取は良好で，標準食を安定して完食できる状態となり，入院から 35 日目に退院しました．　表6　に開始から安定期以降までの具体的な栄養療法の経緯を示します．退院時の体重は 31.0 kg（入院時より 3.0 kg 増加），血清 Alb 値は 3.5 g/dL，Hb 11.4 g/dL に改善していました．その後も精神科外来に定期的に通院し，退院 3 カ月後の体重は 34.5 kg，体調も良く就業を検討しています．

**表6** 症例② 栄養療法開始〜安定期後の栄養管理

| | 静脈栄養 | 経口・経腸栄養 | 熱量 (kcal) | アミノ酸 (g) | 脂質 (g) | 糖質 (g) |
|---|---|---|---|---|---|---|
| 1・2 日目 | SOLD 500 mL (vitM 3A) +SOLT3 500 mL | — | 186 | 0 | 0 | 48 |
| 3・4 日目 | PP 1000 mL+ SOL1 200 mL (vitM 3A) | — | 420 | 30 | 0 | 75 |
| 5・6 日目 | PP 1000 mL+ 20%IL 100 mL | — | 620 | 30 | 20 | 75 |
| 7・8 日目 | PP 1000 mL+ 20%IL 100 mL | メイバランスミニ 1 パック（P） | 820 | 37.5 | 25.6 | 104.3 |
| 9 日目 | PP 1000 mL+ 20%IL 100 mL | メイバランスミニ 2P | 1020 | 45 | 31.2 | 133.6 |
| 10 日目 | PP 500 mL+ 20%IL 100 mL | メイバランスミニ 3P | 1010 | 37.5 | 36.8 | 125.4 |
| 11・12 日目 | PP 500 mL | 軟菜食ハーフ・米飯（100 g）+ メイバランスミニ 2P | 1210 | 59.5 | 30.5 | 186.1 |
| 13・14 日目 | — | 軟菜食・米飯（140 g）+ メイバランスミニ 2P | 1500 | 73.5 | 29.6 | 187.6 |
| 15 日目〜 | — | 常食・米飯（200 g） | 1850 | 72 | 41 | 299 |

SOLD: ソルラクト D，SOLT3: ソリタ T3 号，PP: パレプラス，SOL1: ソルデム 1 号，IL: イントラリポス

## 《経口摂取が期待通りに進まない場合はどうする？》

　経口摂取を受け入れられない場合も少なくありません．あるいは摂取してもみずから嘔吐して排出してしまい，栄養治療が滞ってしまうこともあります．そういう場合，次に選択するのは経鼻栄養カテーテルからの経腸栄養です．静脈栄養を続けながら（なぜか静脈栄養には抵抗が少ないことが多い），経腸栄養投与が必要であることを根気強く説明して，しぶしぶでも納得が得られるよう努めましょう．了解が得られれば，急性期は **表3** に沿って漸増して 1000 kcal/日の目標量に到達します．ある程度栄養療法を継続すると理解力が高まって経口摂取を受け入れるケースもありますが，その後も経口摂取での管理が困難な場合は，さらに安定期以後の必要量まで増量します **表7**．経口摂取も経腸栄養もかたくなに拒否する場合は，

**表7** 安定期以降の経腸栄養投与計画案

| | 提供食 | 熱量 (kcal) | たんぱく質 (g) | 脂質 (g) | 糖質 (g) | 水分量 (mL) |
|---|---|---|---|---|---|---|
| 11・12日目 | CZ-Hi400 3 P | 1200 | 60.0 | 26.4 | 186.0 | 1008 |
| 13・14日目 | CZ-Hi400 2 P＋ CZ-Hi1.5 2 P | 1400 | 70.0 | 30.8 | 212.0 | 972 |
| 15・16日目 | CZ-Hi400 1 P＋ CZ-Hi1.5 4 P | 1600 | 80.0 | 35.2 | 238.0 | 936 |
| 17日目〜 | CZ-Hi1.5 6 P | 1800 | 90.0 | 39.6 | 279.0 | 900 |

CZ-Hi1.5: 300 kcal/200 mL

**表4** に基づいた静脈栄養を実施しますが，体重増加への拒否が著しい場合は隠れて輸液のカテーテルの接続を外し，廃棄してしまうことも考えられます．細菌汚染や空気塞栓のリスクがありますので，十分な監視体制が必要です．静脈栄養で管理している間も，根気強く経口・経腸栄養での栄養管理が適切であることを繰り返し説明して，経口・経腸栄養への切り替えに努めましょう．

　もうひとつ大切なことは，AN患者の栄養治療を効果的に進めるために，主科である精神科主治医と，栄養療法を提言するNST（nutrition support team）との協力体制です．現状ではそれができていない施設が多いと報告[11]されていますが，両者が密にコミュニケーションをとり合って，同じ方針で患者さんと向き合うことも重要なポイントです．

## まとめ

　著しい低栄養を呈した患者さんの栄養管理について，アルコール依存症と神経性やせ症の患者さんを例に解説しました．低栄養状態に至った理由が何であっても，栄養療法開始前にまずビタミン $B_1$ を十分量補充して，RfS発症のカギとなる電解質を頻回にモニタリングしながら，栄養状態が重症な症例ほどごく少量からゆっくりと，慎重に栄養投与量を増量することが良好な栄養療法を達成するポイントです．

## 文　献

1) 井上善文. 栄養障害の分類と診断. 月刊薬事. 59(4月増刊号). 2017; 1070-8.
2) Stanga Z, Brunner A, Leuenberger M, et al. Nutrition in clinical practice-the refeeding syndrome: illustrative cases and guidelines for prevention and treatment. Eur J Clin Nutr. 2008; 62: 687-94.
3) Bossu C, Galusca B, Normand S, et al. Energy expenditure adjusted for body composition differentiates constitutional thinness from both normal subjects and anorexia nervosa. Am J Physiol Endocrinol Metab. 2007; 292: E132-7.

4) Nutrition support in adult: oral nutrition support, enteral tube feeding and parenteral nutrition. Clinical Guideline CG32: National Institute for Health and Clinical Excellence, London, UK, 2006.

5) Gentile MG, Pastorelli P, Ciceri R, et al. Specialized refeeding treatment for anorexia nervosa patients suffering from extreme undernutrition. Clin Nutr. 2010; 29: 627-32.

6) Goldberg SJ, Comerci GD, Feldman L. Cardiac output and regional myocardial contraction in anorexia nervosa. J Adolesc Health Care. 1988; 9: 15-21.

7) Huas C, Caille A, Godart N, et al. Factors predictive of ten-year mortality in severe anorexia nervosa patients. Acta Psychiatr Scand. 2011; 123: 62-70.

8) Castro J, Gila A, Puig J, et al. Predictors of rehospitalization after total weight recovery in adolescents with anorexia nervosa. Int J Eat Disord. 2004; 36: 22-30.

9) Walker J, Roberts SL, Halmi KA, et al. Caloric requirements for weight gain in anorexia nervosa. Am J Clin Nutr. 1979; 32: 1396-400.

10) 平出麻衣子, 槇野真美. 摂食障害の治療. 臨床栄養. 2015; 127: 901-6.

11) 井上善文, 栗山とよ子, 増本幸二, 他. 神経性食思不振症および refeeding syndrome に関するアンケート調査結果. Med Nutr PEN Lead. 2018; 2: 139-49.

**【病態編】様々な病態下での栄養療法を実施するために必要なこと**

# 第2章 胃切除・全摘術後の栄養療法

　　胃がんや GIST（gastrointestinal stromal tumor: 消化管間質腫瘍）などの胃の悪性疾患や，良性疾患であっても高度の狭窄病変や内視鏡での止血が困難な出血性病変に対して，治療のために胃の一部あるいは全部の切除が必要になることがあります．一方，切除後は解剖学的および機能的な変更が生じるため，様々な症状や栄養障害が引き起こされる可能性があります．

　　ここでは胃がんに対して胃切除術を受け，長期間の経過後に著しい低栄養状態に陥った患者さんを例に，胃切除後症候群の原因と症状および対応策を考えてゆきましょう．

## A 胃切除後の障害

　健康診断が普及し，また診断技術が進歩したことによって，胃がんは早い段階で発見されるようになりました．外科的な治療が選択された場合，切除技術の進歩もあってがんが根治するケースも多く，その後の長い年月，胃を切除した状態で生活することになります．根治術を選択される症例の多くでは術前の栄養状態は良好で，周術期に栄養障害が問題になることはほとんどありません．しかし術後は胃の容量が減少または喪失し，さらにリンパ節郭清に伴って迷走神経を切除することによって胃切除後障害とよばれる様々な症状と栄養障害が出現することがあります．胃切除術/全摘術後の主な再建方法とそれぞれの特徴を 表1 に示します．多くの場合，

【病態編】

様々な病態下での栄養療法を実施するために必要なこと

表1 胃切除術/全摘術後の主な再建法とそれぞれの特徴

| | 胃全摘術 | 幽門側胃切除術 | | | 噴門側胃切除術 | |
|---|---|---|---|---|---|---|
| 主な再建法 | ルーワイ法 | ビルロートⅠ法 | ビルロートⅡ法+ブラウン吻合 | ルーワイ法 | 食道残胃吻合法 | ダブルトラクト法 |
| 方法 | 離断した空腸と食道を吻合後、空腸同士を吻合。 | 残胃と十二指腸を吻合。 | 空腸を離断せずに残胃と吻合後、空腸同士を吻合。 | 離断した空腸と残胃を吻合後、空腸同士を吻合。 | 食道と残胃を吻合。 | 食道と残胃の間に離断した空腸をつなぎ合わせ、空腸同士も吻合。 |
| 特徴 | 術後の食事摂取量が低下する。術後腸閉塞が比較的起こりやすい。 | 十二指腸を食物が通り、生理的な流れが保てる。術後腸閉塞になりにくい。 | 残胃からの食物排出ルートが2つあるため、通過障害が少ない。術後残胃炎が起こりやすい。 | 術後残胃炎が少ない。術後腸閉塞が起こりやすい。 | 十二指腸を食物が通り、生理的な流れが保てる。術後の食事摂取量は比較的多い。術後逆流性食道炎が起こりやすい。 | 食物は残胃・十二指腸を通るルートと通らないルートの2つがある。手術に時間がかかる。術後内視鏡による残胃の観察が難しい場合がある。 |

（医療情報科学研究所, 編. 病気がみえる vol. 1 消化器 第6版. メディックメディア; 2020. p.131 より）

手術を担当する外科医の意識はがん腫の切除と再発防止に重点が置かれているため，5年間の経過観察中に再発が診られなければ，その時点で終診となることが多いようです．手術からの回復過程は術式による違いや個体差が大きいものの，平均的には術後1カ月程度まで低下して3カ月目頃から回復傾向となり，6カ月から1年で安定する[1]とされています．しかし，なかには体重が減少したまま術前の状態に復帰できない症例も少なくありません．胃切除後障害の病態と原因を理解して，徴候があれば早めに対応して，低栄養の進行やQOLの低下を防ぎましょう．

## 1 正常な胃の機能についておさえよう

胃は食道と十二指腸の間に位置する袋状の臓器です．食物を一時的に貯留するという役割だけではなく，胃各部位に特徴的な運動能と分泌能を持ち合わせています．運動能では，噴門部には胃から食道への逆流を防止する機能，胃体部には食物の流入に合わせて弛緩して容量を増し多くの食物を貯留する機能，前庭部には食物を細かく砕いて小腸に送る機能，幽門輪には小腸への流出を調整する機能と小腸から胃内への逆流を防止する機能が，それぞれあります．分泌能としては，胃体部から胃酸，ペプシン，胃液，内因子，グレリンが分泌され，それぞれ殺菌作用と鉄・カルシウムの吸収促進作用，たんぱく質の消化，高張な粥状食物の希釈，ビタミン $B_{12}$ の吸収，食欲増進・消化管運動促進作用を担っています．さらに，食物が胃内で上記の作用を受けている間，消化酵素の至適温度に近い体温に調整して小腸に排出する，という役割もあります．

## 2 胃切除術後に起こり得る変化と問題点を考えてみよう

胃切除術後は胃の容量が減少あるいは喪失するため，上記の機能が著しく低下します．術前と同等の食事をとることが困難になり，また胃液で希釈されない高張な粥状食物が急速に小腸内に流れ込むことで，様々な不都合が生じます　表2．胃切除後の障害をひとつずつ見てゆきましょう．

### 1 小胃症状

胃の容量が減少または喪失することによって出現する症状です．食事をとった後の胃もたれ感やつかえ感，食べ始めるとすぐに腹満感を感じて少量しか食べられない，などの症状が出現します．切除範囲が大きいほど出現しやすく，また幽門を残す術式で排出遅延があると出現しやすいことが報告されています[2]．対応方法とし

**表2** 胃切除後障害の種類と特徴

| | | 原因 | 症状 |
|---|---|---|---|
| 小胃症状 | | 胃容量の減少または喪失 | 胃もたれ感, 腹満感 など |
| ダンピング症候群 | 早期 | 高張食物の急速な小腸への流入 | 腹部症状: 腹満感, 腹痛, 下痢 など<br>全身症状: 冷汗, 動悸, めまい など |
| | 後期 | インスリン分泌亢進後の低血糖 | 上記全身症状と同様 |
| 術後逆流性食道炎 | | 胃食道逆流防止機構の減弱<br>食道: 胃通過時間の遅延 | 胸やけ, 胃内容物の食道への逆流, 胸骨背面の痛み など |
| 著しい体重減少 | | 小胃症状などによる摂食量の低下 | 著明な低体重 |
| 胃切除後貧血 | | 鉄, ビタミン $B_{12}$ の吸収障害 | 小球性低色素性〜大球性高色素性貧血 |

ては, 柔らかい食材を選んで少量ずつ頻回に食事をとること, 食前に消化管運動機能改善薬を内服することが勧められます.

## 2 ダンピング症候群

　食後 30 分以内に起こる早期ダンピング症候群と, 食後 1.5 時間〜3 時間で発症する後期ダンピング症候群があります.

　早期ダンピング症候群は, 胃液で希釈されない高張の粥状食物が急速に小腸内に流入することで引き起こされる症状です. 消化管に分布する血流が増加することで循環血液量が減少し, 血管運動反射やセロトニン, カテコラミン, ヒスタミンなどの血管作動性体液因子が過剰に分泌することによって, 腹満感や腹痛, 下痢, 嘔気・嘔吐などの腹部症状と, 冷汗, 動悸, めまい, 倦怠感, 頭痛などの全身症状が引き起こされます.

　後期ダンピング症候群は, 高張の食物が小腸内に流入して急激に血糖値が上昇することでインスリンが過剰に分泌され, 血糖値が低下した後もしばらくインスリンの過剰分泌が続くために引き起こされる低血糖の症状です. 早期ダンピング症候群で記載した全身症状と同様の症状が診られます.

　発症予防のためには少量ずつ頻回にゆっくりと食事を摂取すること, 炭水化物の割合を控えること, 食後 30 分程度横になることなどが効果的です.

## 3 術後逆流性食道炎

　手術手技に伴って胃食道逆流防止機構の機能が弱まり, 食道運動障害によって食

道内の食物通過時間が延長し，残胃からの食物排出が遅れる，などによって引き起こされます．症状として，胸やけ，胃酸や胆汁を含む液体の食道への逆流，胸骨背面の痛みや不快感が起こります．対応策としては，一度に大量を食べないこと，胃内にとどまる時間が長い高脂肪の食材や炭酸飲料を避け，食後の臥床を控え，ファーラー位で就寝することが勧められます．治療には，粘膜保護薬，制酸剤，膵たんぱく分解酵素阻害薬（胆汁逆流の場合），消化管運動賦活剤などを用います．

## 4 著しい体重減少

　胃切除術が適応される患者さんは術前の栄養状態に問題がないことがほとんどですが，術後に体重減少を認めることが多く，1～3カ月間減少が続いた後ゆっくりと回復します．しかし，安定後も術前の体重まで回復しなかったり体重減少が続く症例も少なからず存在します．体重減少が高度の場合はサルコペニアを引き起こし，倦怠感や易疲労感から身体活動が低下して生活全般の QOL も低下します．また，術後補助療法が必要な場合は抗がん剤への耐容性が低下して，減薬や場合によっては治療を中断せざるを得ないこともあり得ます[3]．定期的に体重を測定して，減少傾向をできるだけ早期に把握して対応することが必要です．300～400 kcal/日の栄養補助剤を処方して，間食として摂取してもらうのも効果的です．

## 5 胃切除後貧血

　胃切除術後の貧血はよく知られています．術後 1～2 年でまず鉄欠乏による貧血が発症し，術後 5，6 年目頃からビタミン $B_{12}$ 欠乏性貧血が起こります．いずれも消化管からの吸収障害が原因です．ビタミン $B_{12}$ 欠乏による貧血が長期間発症しないのは，体内に約 5000 $\mu g$ の貯蔵量があり，1 日の必要量が 2.5 $\mu g$ 程度なので 5 年間は貯蔵分で賄えるからです．

　両者の吸収形態をおさえておきましょう．まず鉄について．食品中に含まれる鉄にはヘム鉄と非ヘム鉄の 2 種類があります．前者は肉類に，後者は植物性食品に多く含まれます．食品中では三価鉄の形で存在していて，胃酸の作用で二価に還元されることで可溶化され，ヘム鉄，非ヘム鉄それぞれのトランスポーターを介して主に十二指腸から上部空腸で吸収されます．吸収率はヘム鉄 10～30%に対して，非ヘム鉄では 1～8%であり，ヘム鉄のほうが吸収効率は上回っています．

　ビタミン $B_{12}$ は，食品中ではたんぱく質と結合した状態で存在します．胃内に入ると胃酸とペプシンの作用によってたんぱく質から遊離して，唾液腺に由来するハプトコリンと結合します．その後，十二指腸に運ばれるとたんぱく分解酵素によってハプトコリンが分解され，遊離したビタミン $B_{12}$ は胃の壁細胞から分泌された内

因子（intrinsic factor: IF）と結合して IF-ビタミン $B_{12}$ 複合体を形成します．この形で回腸末端まで運ばれ，特異的吸収部位から吸収されます．複合体を形成していないビタミン $B_{12}$ は，このメインの吸収部位からは吸収されずそのまま排泄されることになりますが，特異的吸収機構とは別に小腸全体に非特異的吸収機構が存在します．吸収率は 1〜2％ と低いものの，特異的吸収機構が 1 回の食事当たり 2 µg 程度の摂取で飽和するのに対して，非特異的吸収機構での吸収は受動的であるため上限はありません[4]．したがって，ビタミン $B_{12}$ の補充は静脈投与に限らず，内服薬でも大量を摂取すると効果が期待できます．実際，ビタミン $B_{12}$ の筋注群と経口群との比較研究で，経口療法は筋注療法に劣らない効果があったことが報告されています[5]．

　以上の胃切除後障害の病態を踏まえて，胃切除から長期が経過し，著しい低体重と貧血を伴う症例の，栄養状態と栄養管理方法を考えてゆきましょう．

## 症例

69 歳，男性，身長 156.0 cm，体重 37.0 kg，IBW 53.5 kg，BMI 15.2

**既往歴** 胃がんに対して胃亜全摘術・Roux-Y 再建（X−25 年），腸閉塞（X−20 年）

**現病歴** 胃がん術後，20 年間は手術を実施した病院で経過観察されていた．再発所見はなく，以後は近医に定期的に通院し，本人によると時々赤茶色の薬（おそらく鉄剤）を合わせて 10 回程度静注していた．

　X 年 2 月頃より下腿浮腫を認めるようになり近医を受診．血液検査で貧血と血小板減少を認めたため，血液疾患を疑い当院血液腫瘍内科を紹介受診，精査目的に入院となった．高度のるい痩および低 Alb 血症を認めたため，NST に栄養アセスメントが依頼された．

　術前の体重は 53 kg，術後急速に体重が減少し数カ月で 40 kg 台前半となった．その後も緩やかな減少が続き，ここ数年間は 37〜38 kg で安定している．食事は 1 日に 3 回とっているがゆっくり食べる時間がなく早食い．また少量で腹満感が出現するため食事量は手術前の 5〜7 割程度に減少している．食べすぎると嘔吐することもあり，一度に多くは食べられない．排便は常に下痢気味で 1〜2 回/日．

　仕事は建築業．工事現場で約 25 kg の袋を運ぶ作業が困難になっているが，体力をつけてできるだけ仕事を続けたいと考えている．

## 《検査結果》

**身体所見** るい痩著明　皮膚乾燥＋　浮腫なし

**血液検査** TP 5.0 g/dL，Alb 1.9 g/dL，K 4.17 mmol/L，Na 131.0 mmol/L，IP 2.5 mg/dL，Ca 7.2 mg/dL（Alb 補正後 9.3 mg/dL），血糖 76 mg/dL，CRP 1.50 mg/dL，T-cho 140 mg/dL，WBC 4100/$\mu$L（Neutro 2420/$\mu$L），RBC 230 万/L，Hb 8.0 g/dL，Ht 23.6%，MCV 102.6 fl，MCH 34.8 pg，MCHC 33.9 g/dL，Plt 17.6 万/$\mu$L，Fe 38 $\mu$g/dL，UIBC 80 $\mu$g/dL，フェリチン 265 ng/dL，亜鉛 44 $\mu$g/dL，トランスフェリン 93 mg/dL，ビタミン $B_1$ 19 ng/dL，ビタミン $B_{12}$ 95 pg/mL，葉酸 9.1 ng/mL ほか，肝機能・腎機能に異常なし

**胸部 X 線** 滴状心　肺気腫

**腹部超音波検査** 特記すべき異常なし

**栄養学的な問題点**

高度のるい痩，重度の低 Alb 血症，トランスフェリン低値
大球性高色素性貧血: 血清鉄・ビタミン $B_{12}$ 低値，フェリチンは正常値
ビタミン $B_1$・$B_{12}$ 低値，亜鉛低値

## 《栄養必要量を求めよう》

　著しい低体重を認めますが，ここ数年間は同程度の体重で推移しています．不十分ながらある程度の経口摂取はできていて，また電解質の異常も認めないため，リフィーデング症候群（refeeding syndrome: RfS）発症のリスクは高くないと推察しますが，電解質の推移や RfS の徴候に留意しながら，体重増加を見越した栄養必要量の摂取または投与を目標に栄養必要量を算出します．

### 1）総エネルギー必要量（TEE）

　当初の目標体重を補正体重（41 kg）として，H-B 式より基礎代謝量（BEE）を算出すると

**BEE＝945 kcal/日**

　ベッド外活動あり活動係数（AF）1.3，軽度の肺気腫に伴う慢性的な代謝亢進を考慮してストレス係数（SF）1.1 とすると

**TEE＝BEE×AF×SF＝945×1.3×1.1≒1350 kcal/日**

### 2）たんぱく質必要量 低タンパク血症改善のために　1.2 g/kg として

**1.2×41≒49 g/日**

### 3）脂質必要量 TEE の 25％として

$1350 \times 0.25 = 337.5$ kcal ⇒ 38 g/日

4）**糖質必要量**　TEE からたんぱく質と脂質のエネルギー量を差し引いて

$1350 - (49 \times 4 + 38 \times 9) = 812$ kcal ⇒ 203 g/日

5）**ビタミン・ミネラル**　1 日必要量を満たす量（ただし，ビタミン B 群は開始時に大量投与）

6）**水分必要量**　35 mL/kg として

$41 \times 35 = 1435$ mL/日

## 《患者さんの栄養療法で注意が必要なこと》

　胃亜全摘術後 25 年が経過した状態です．術後 20 年間は手術を実施された病院で，その後は近医で経過を診ていました．再発に対しては画像検査などで慎重に経過観察されていたと推察しますが，経過観察期間内にも体重減少は進行していることから，栄養状態に注意を向けられることは少なかったのかもしれません．経口摂取は不十分ながらもできていて，胃切除後に体重が減少するのは仕方のないこととととらえられていたのかもしれません．しかし，がんは根治しても体重減少が高度になると筋力低下によりフレイルの状態となって，日常生活や社会生活に支障が出ます．また，胃切除後に特徴的な貧血はゆっくりと進行するため自覚しにくく，進行した状態になって初めて易疲労感，倦怠感を自覚して受診するケースも少なくありません．

　先に記載した様々な胃切除後症候群を念頭に置きながら，患者さんの病態を整理して，投与すべき薬剤と投与方法，栄養管理方法を考えてゆきましょう．

　なお，血液腫瘍内科を紹介受診となった原因の貧血および血小板減少に対しては，骨髄疾患を鑑別するために骨髄穿刺を実施．造血細胞の減少を認めたため再生不良性貧血が疑われましたが，3 血球数は診断基準を満たさず，その後の血液検査でも同様であったため，栄養障害に伴う造血細胞の減少・造血障害と診断されました．

## 《栄養管理と薬物治療の経過》

### ▶栄養療法は経口摂取を優先します

　この患者さんの場合，胃切除後の症状として小胃症状，早期ダンピング症候群，著しい体重減少，胃切除後貧血がありそうです．著しい低栄養を引き起こした原因は摂取量不足＋消化・吸収障害であり，栄養障害のタイプ（病態編 第 1 章 p.82～84 参照）としては，SIRM（shortage of nutritional intake-related malnutrition）と考えられます．肺気腫の合併症がありますが，明らかな炎症反応の上昇や

呼吸不全は認めず，CIRM（chronic inflammation-related malnutrition）の影響は少ないと考えました．したがって，適切な栄養療法を行うことで栄養状態の改善が期待できます．

経口・経腸・経静脈，投与経路は何を選べば良いでしょうか．最優先はもちろん経口摂取です．るい痩が著しく，嚥下に関連する筋力低下が懸念されましたが，言語聴覚士（speech therapist: ST）の評価で嚥下機能に問題はないと判断されたため，病院食（軟菜ハーフ食・軟飯小盛: 667 kcal）の提供を開始しました．時間をかけてゆっくりと食べることを勧め，全量摂取できたため2日後に栄養補助食品（200 kcal）を1本追加，2日後に2本に増量して，間食として飲用しました．さらに2日後には軟菜食を全量（1100 kcal）に増量して栄養補助食品1本を継続し，当初の目標栄養量を達成しました．その間，小胃症状やダンピング症候群などは診られませんでした．入院前の早食いの食習慣も発症に関連していたのかもしれません．その後，常食・米飯小盛（1550 kcal）に変更し，栄養補助食品1本の併用を続けました．変更によって提供食事量が大幅に増量したため，摂食量が一旦7～8割に減少しましたが，間もなく回復し，栄養補助食品も含めてほぼ全量を摂取できるようになりました 表3 ．

なお，るい痩と消耗の程度が著しく嚥下機能に問題がある場合は，嚥下リハビリを継続しながらしばらく末梢栄養輸液で管理しましょう．嚥下が可能になればゼリー状の栄養補助食品から経口摂取を始め，嚥下機能に応じた食形態へ変更して，以後は摂食量や目標栄養量に応じて栄養輸液を調整します．栄養投与例を 表4 に示します．

## ▶栄養療法と並行して電解質や栄養素の補充も必要です

入院時の血清リン値は正常下限で，その後の栄養療法によってさらに低下することが予想されたため，栄養療法開始と同時にホスリボン®4包（リン400 mg相当）/分4の内服を開始し，血中リン濃度3.5 mg/dL程度を目標に，内服を継続しました．内服開始翌日の血清リン濃度は2.9 mg/dL，以後変動しながら3.0～3.5 mg/dLを維持しました．血清カリウム，マグネシウムに関しては，補充することなく正常範囲内で経過しました．

また，ビタミンB₁，B₁₂の低値を見込んで（前述の血液データは入院数日後に判明），栄養療法開始前から数日間，ビタメジン®注射液（ビタミンB₁ 100 mg，B₆ 100 mg，B₁₂ 1000 μgを含む）2Aを投与し，その後は内服薬に切り替えて投与を継続しました．

低亜鉛血症に対しては，亜鉛製剤であるノベルジン®2錠（亜鉛50 mg含有）を

第2章 胃切除・全摘術後の栄養療法

**表3** 入院後の提供食の推移

| ステップ | 提供食 | エネルギー (kcal) | たんぱく質 (g) | 脂質 (g) | 糖質 (g) |
|---|---|---|---|---|---|
| ① | 軟菜 1/2 量・軟飯小盛 | 667 | 30.5 | 19.4 | 90 |
| ② | 軟菜 1/2 量・軟飯小盛 +栄養補助食品　1P | 867 | 38.0 | 25.0 | 121.8 |
| ③ | 軟菜 1/2 量・軟飯小盛 +栄養補助食品　2P | 1067 | 45.5 | 30.6 | 153.6 |
| ④ | 軟菜全量・軟飯小盛 +栄養補助食品　1P | 1300 | 66.0 | 44.0 | 160.8 |
| ⑤ | 常食・米飯小盛 +栄養補助食品　1P | 1750 | 73.5 | 44.6 | 364.8 |

**表4** 末梢栄養輸液で開始する場合の栄養投与例

| ステップ | 提供食 | エネルギー (kcal) | アミノ酸 (g) | 脂質 (g) | 糖質 (g) |
|---|---|---|---|---|---|
| ① | PP/BF 500 mL +STT3 500 mL | 296 | 15 | 0 | 60.5 |
| ② | PP/BF 1000 mL | 420 | 30 | 0 | 75 |
| ③ | PP/BF 1000 mL +20% IL 100 mL | 620 | 30 | 20 | 75 |
| ④ | PP/BF 1500 mL +20% IL 100 mL | 830 | 45 | 20 | 115.5 |
| ⑤ | 上記 PPN＋ゼリー状栄養補助食〜嚥下食〜きざみ食など（摂食量に応じて PPN を調整） | $830+\alpha$ | $45+\alpha$ | $20+\alpha$ | $115.5+\alpha$ |

PP: パレプラス　BF: ビーフリード　STT3: ソリタ T3　IL: イントラリポス

処方しました．最大投与量は 6 錠/日ですが，吸収されない亜鉛が消化管内で銅の吸収を阻害して銅欠乏を招かないよう，過剰投与を避けて 1〜2 錠/日からゆっくり補充したほうが安全です．2〜4 週間ごとに亜鉛の血清濃度をチェックして $80\,\mu g/dL$ 以上を保つよう調整しましょう．ちなみに『日本人の食事摂取基準（2020 年版）』では，69 歳男性の亜鉛の摂取推奨量は 11 mg，耐容上限は 40 mg です．

## ▶ 胃切除後貧血に対しては鉄剤とビタミン B₁₂製剤の静脈投与で対応しましょう

血液データより，MCV・MCH ともに高値であり，大球性高色素性貧血，つまりビタミン B₁₂欠乏が主因の胃切除後貧血と判断しました．数年前まで近医で赤茶色

の注射を受けていたとの自己申告があり，鉄剤の投与は受けていたと推察しますが，ビタミン $B_{12}$ の投与は不明です．入院時の血液データではビタミン $B_{12}$，血清鉄共に低値を認めています．ただしフェリチンは正常値であり，鉄の利用障害もありそうです．貧血の改善のためには，栄養状態の改善と並行して鉄剤とビタミン $B_{12}$ の静脈注射が必要です．筆者の場合は，フレスミン®S（ヒドロキシコバラミンとして $1000\,\mu g$）1 A，フェジン®注（鉄として 40 mg）をそれぞれ 5％グルコース液 20 mL に溶解してゆっくり静注します．当初 1 カ月は週 1 回，貧血改善後は 1～3 カ月ごとに 1 回投与することで改善することがほとんどです．開始時にビタミン $B_{12}$ の血清濃度だけが低く血清鉄は正常値であったとしても，ビタミン $B_{12}$ だけを投与すると造血が急速に進行して鉄欠乏が顕在化することがよくあります．そのため両者を同時に静脈投与しています．また，前述の通り，ビタミン $B_{12}$ に関しては経口でも 1000～2000 $\mu g$/日程度の大量を服用することで治療効果を期待できますが，その場合も十分量を経静脈投与で補充してから経口投与に切り替えることが勧められます[6]．

## ▶その後の経過

　時に完食できないこともありましたが，その後も順調に経過し，退院に向けて栄養補助食品を医薬品の栄養剤（300 kcal）1 缶に変更しました．複数回に分けて飲用するよう説明し，入院 3 週間目に退院しました．退院時の体重は 38.5 kg（入院時より 1.5 kg 増加），Hb 9.2 g/dL（1.2 g/dL 上昇），血清 Alb 値 2.2 g/dL（0.3 g/dL 上昇），トランスフェリン 136 mg/dL（43 mg/dL 上昇）にそれぞれ改善しました．

## まとめ

　胃切除術から長期間が経過した患者さんは，胃切除後障害による栄養障害を呈していることが少なくありません．原因となっている病態を理解して，負担なくかつ効率よく栄養を摂取できるよう食事の調整方法を提言し，胃切除に伴う栄養素欠乏を補う薬物療法を併用して，患者さんの QOL が低下しないようサポートに努めましょう．

## 文 献

1) Misawa K, Fujiwara M, Ando M, et al. Long-term quality of life after laparoscopic distal gastrectomy for early gastric cancer: result of a prospective multi-institutional comparati. Gastric Cancer. 2015; 18: 417-25.
2) Michiura T, Nakane Y, Kanbara T, et al. Assessment of the preserved function of the

remnant stomach in pylorus-preserving gastrectomy by gastric emptying scintigraphy. World J Surg. 2006; 30: 1277-83.

3) Aoyama T, Yoshikawa T, Shirai J, et al. Body weight loss after surgery is an independent risk factor for continuation of S-1 adjuvant chemotherapy for gastric cancer. Ann Surg Oncol. 2013; 20: 2000-6.

4) Brito A, Hebeychi E, Silva-Zolezzi I, et al. Methods to assess vitamin $B_{12}$ bioavailability and technologies to enhance its absorption. Nutr Rev. 2018; 76: 778-92.

5) Sanz-Cuesta T, Escortell-Mayor E, Cura-Gonzalez I, et al. OB12 Group (2020) Oral versus intramuscular administration of vitamin $B_{12}$ for vitamin $B_{12}$ deficiency in primary care: a pragmatic, randomized, non-inferiority clinical trial (OB12). BMJ open. 2020; 10: e033687.

6) 張替秀郎. 巨赤芽球性貧血. In: 矢﨑義雄, 小室一成, 総編集. 内科学第12版. 東京: 朝倉書店; 2022. p.69-72.

**【病態編】様々な病態下での栄養療法を実施するために必要なこと**

# 第3章 短腸症候群の状態になった患者の栄養療法

短腸症候群（short bowel syndrome: SBS）は，広範囲にわたる腸管を切除した結果，栄養素の消化・吸収能が低下して，経口あるいは経腸栄養では栄養素をはじめ水分・電解質の必要量を満たすことができなくなった状態です[1]．上腸間膜動・静脈血栓症，クローン病，イレウスなどの疾患の治療のために小腸が大量切除されることによって引き起こされることが多く，術後経過に伴う消化・吸収能に応じた栄養療法が必要になります．SBS の解剖学的な変化と消化・吸収に及ぼす影響，病期ごとの特徴を理解したうえで，具体的な栄養療法を見てゆきましょう．

## A 短腸症候群の病態を理解しよう

### 1 解剖学的にどう変化するのだろう？

経口，経腸，経静脈栄養のうちどの栄養投与経路を選択するかにあたって，患者さんの消化管の状態を把握する必要があります．上腸間膜動脈閉塞の場合，同血管の支配領域は小腸のほとんどと上行結腸～横行結腸の一部に及ぶため，血栓症などによって閉塞すると支配領域の血行が途絶え，広範囲の腸管壊死を引き起こします．そのため手術は血管支配領域の腸管をすべて切除し，残ったわずかな空腸と横行結腸を吻合するという術式になります．

## 2 消化・吸収上，どんな問題があるのだろう？

　電解質や栄養素の主な吸収部位は小腸です．アミノ酸や電解質は小腸全体で吸収されますが，栄養素によっては吸収部位に局所特異性があります 図1 [2]．例えば，糖質は主に中部小腸から，脂肪酸や脂溶性ビタミンは上部小腸から，ビタミン$B_{12}$は回腸末端から，といった具合です．手術によって小腸の大部分と横行結腸の一部までが切除されると，栄養素の吸収面積が大幅に減少し，また通過時間が短縮するため，術後しばらくの間は経口・経腸から投与されたすべての栄養素と電解質，水分は吸収されないままほとんどが排泄されてしまいます．食べることはできても，胃内で粥状になった食塊は消化・吸収されないまま腸管を素通りし，一方で消化管を食物が通過することで消化管液の分泌量が増えるため，栄養素とともに大量の消化管液が排泄され，電解質異常が助長されてしまいます．術後の時間経過とともに消化・吸収の状況は変化しますので，臨床経過に合わせた栄養管理方法の選択が必要です．

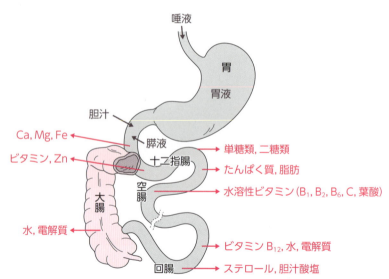

**図1** 栄養素の主な吸収部位
(Scolapio JS, et al. Gastroenterol Clin N Am. 1988; 27: 467-79[1]より改変)

## 病期分類とそれぞれの病期の特徴を理解して，各ステージに適した栄養療法を実施しよう

術後の病期は3期に分けられます[3]．ステージごとに消化管の状態は変化しますので，各ステージの病態を理解して，より適切な栄養管理方法を選択することが必要です[4]．各病期の持続期間と，消化・吸収に関する特徴をおさえておきましょう．

### 1　Ⅰ期（術直後期：immediate postoperative period）

Ⅰ期はさらに腸管麻痺期（paralytic ileus，術後2～7日間）と腸蠕動亢進期（intestinal hurry，術後1～4週間）に分けられます．腸蠕動亢進期の約1カ月間は，唾液から胃液・胆汁・膵液・腸液まですべての消化液の吸収もできないため，経口・経腸栄養を実施しなくても頻回の水様下痢がみられます．ロペラミドや麻薬系止痢剤で対応し，胃液分泌を減らすためにプロトンポンプインヒビターや，$H_2$ブロッカーを処方します[5]．この時期には消化管を介した栄養吸収は期待できず，経口・経腸栄養はむしろ下痢を悪化させるため，中心静脈栄養での栄養管理が必須です．合わせて脱水や電解質異常を起こさないよう，頻回にモニタリングをして電解質輸液で調整します．この時期の経口摂取開始は，ほぼ不可能です．

### 2　Ⅱ期（回復適応期：recovery and adaptation period）

術後1カ月が経過した頃から残存小腸の機能は代償期に入って腸管順応\*期となり，下痢の回数が減少してきます．個人差はありますが，この状態が半年程度続きます．ただし，下痢の頻度は減っても消化・吸収能の回復はまだ不十分なので，栄養管理はTPNをメインとしながら少量から慎重に経口摂取を開始します．排便量が2L/日以下になれば，体液の浸透圧に合わせたナトリウムやグルコースを含む経口補水液の飲用を開始して，次に吸収が容易な成分栄養剤あるいは消化態栄養剤を試し，下痢や腹痛など消化器症状の悪化がないことを確認しながら増量し，問題がなければ半消化態栄養剤や低残渣食などに移行します．

> **Memo** ☞ *腸管順応とは
>
> SBS では残った腸管の機能を高めて，水分や栄養素の吸収能を上昇させる必要があります．そのために残存腸管粘膜の絨毛の長さを伸ばし，上皮細胞数を増加させ，血管新生による血流増加などが起こり，これによって腸管粘膜の表面積が増加して吸収能がアップします．この変化を腸管順応とよび，成長ホルモンやインスリン様成長因子など増殖因子の刺激で促進します．腸管順応の程度が TPN からの離脱を左右します．

〈参考〉テデュグルチドについて

グルカゴン様ペプチド-2（GLP-2）アナログ製剤です．GLP-2 は回腸や結腸の腸管内分泌細胞から分泌されるホルモンであり，腸管粘膜の維持や修復に関連する恒常性シグナルに寄与しています．腸管順応に関与することからテデュグルチドは SBS の治療薬として認可されており，腸管の絨毛高の伸長，腸管の通過時間延長や腸管平滑筋の弛緩作用，胃酸分泌抑制作用などによって，腸を経由した栄養投与の割合を増量したりあるいは TPN から経口摂取に移行する効果が期待されます．

投与開始時期は，腸管順応が完成し静脈栄養量が安定あるいはそれ以上の減量が困難となった時期であり，連日皮下注射を行います．

## 3 Ⅲ期（安定期: stabilized period）

術後 6 カ月以降になると，残存腸管の腸管順応が進んで消化管機能が回復し，下痢が改善してきます．消化管の状態を診ながら食事の形態や量を変更して，TPN からの離脱をはかります．食事だけで必要量を満たせない場合は，栄養補助食品を併用しましょう．栄養素の組成としては，糖質は浸透圧を大きく上げるため控えめにして，脂肪の比率を増やし，十分量のたんぱく質を含む食事内容が勧められます．

一方で残存腸管機能の回復には個人差があって，食事をとると下痢が出現してコントロールがつかず，開始〜増量できない症例もあります．とくに残存小腸が 70〜100 cm 以下の患者さんでは完全に経口摂取に移行することは困難な場合がほとんどです．その場合は CV ポートを造設して在宅静脈栄養（home parenteral nutrition: HPN）への移行を検討しましょう．

以上を踏まえて実際の SBS 患者さんを例に，栄養療法を考えてゆきます．

## 症例

86歳，女性，身長 132.2 cm，体重 36.1 kg，IBW 38.4 kg，BMI 20.8

**合併症** 高血圧症，横行結腸がん術後（再発なし），急性下行大動脈解離

**現病歴** 発症前の ADL は自立，基礎疾患により近医で内服治療を続けていた．約 1 年前に急性下行大動脈解離を発症し，保存的に加療．以後定期的に経過を診ていたが，急速な動脈瘤の増大を認めたためステントグラフト内挿術を実施した．術翌日より腹痛が出現し，次第に増悪．胸腹部大血管 3DCT 検査で上腸間膜動脈閉塞による広範囲の腸管虚血を認めたため，緊急腸管切除術を実施．トライツ靱帯から 85 cm の小腸から既存の手術吻合部までの横行結腸を切除した（図2）．術中，内頸静脈に CVC を挿入．術後 7 日目の再 S-NUST 評価で C 判定となり，NST に栄養管理が依頼された．術後絶飲食，糖電解質輸液 2000 mL が投与されている．また，術後 4 日目より成分栄養剤の経口摂取が開始されているが，頻回・大量の水様便（3〜4 L/日）が継続．ロペラミドが処方されているが効果はない．

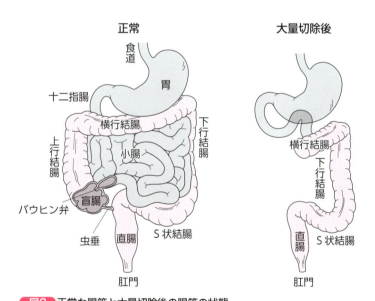

**図2** 正常な腸管と大量切除後の腸管の状態
（Scolapio JS, et al. Gastroenterol Clin N Am. 1988; 27: 467-79[1]）より改変）

## 《検査所見》

**血液検査** AST 38 U/L，ALT 29 U/L，γ-GTP 111 U/L，Alb 3.1 g/dL，BUN 36.7 mg/dL，Cr 1.34 mg/dL，eGFR 29.3 mL/分/BSA，CRP 16.38 mg/dL，K 4.22 mmol/L，Na 136.4 mmol/L，Hb 11.6 g/dL，TLC 380/μL，Plt 6.7万/μL，PT 55%，FDP 62.6 μg/mL

# 《患者さんの推定栄養必要量を求めよう》

算出の基本となる体重は，現体重のほうが IBW より軽いので，まずは現体重を使いましょう．

### 1）総エネルギー必要量（TEE）

- H-B 式より　**BEE＝852 kcal**

ベッドサイドリハビリが実施されていますが活動性は低く，また年齢を考慮して AF 1.15，中等度の炎症反応上昇を認めるため SF 1.2 として

**TEE＝825×1.15×1.2≒1139 kcal/日**

- 体重×25 kcal×1.2 で算出すると　**36.1×25×1.2＝1083 kcal/日**　となります．

### 2）たんぱく質必要量

- 入院時の血液検査で eGFR の低下を認めます．慢性腎臓病(chronic kidney disease: CKD）だとするとステージ 3b 程度．血清電解質異常は伴っておらず，CKD の合併症記載もありませんが，ひとまず「慢性腎臓病に対する食事療法基準 2014 年版」[6]にならって 0.8 g/kg で算出すると，

**36.1×0.8≒29 g/日**　です．

- 腎機能低下は侵襲に伴う一時的な急性腎障害（acute kidney injury: AKI）であれば（こちらの可能性が高いと推察，実際次第に回復した），1.2 g/kg として，

**36.1×1.2≒43 g/日**　となります．こちらで栄養治療計画を立てることにしましょう．

### 3）脂質必要量

経口・経腸栄養の場合，TEE の 25%として

**1139×0.25≒285 kcal　⇒　32 g/日**

静脈栄養の場合，TEE の 15%として

**1139×0.15≒171 kcal　⇒　19 g/日**

### 4）糖質必要量

経口・経腸栄養の場合　**1139−(43×4＋32×9)＝679 kcal　⇒　170 g/日**

静脈栄養の場合　　　1139−(43×4+19×9)＝796 kcal　⇒　199 g/日

＊静脈栄養の場合，侵襲時のグルコース投与上限が 4 mg/kg/分＝4×36.1×
60×24/1000≒208 g/24 時間なので，算出値は投与上限の範囲内におさまり
ます．ただし，段階的に増量して血糖上昇に留意しましょう．

### 5）ビタミン・微量元素

欠乏症はないとして 1 日必要量を満たす量

### 6）水分量

やや多めの　**体重×40 mL＝36.1×40≒1450 mL**　と設定しましょう．

＊下痢での喪失分はこれとは別に細胞外液補充液（乳酸/酢酸リンゲル液）で補い，
尿量や体重の変動に応じて調整します．

## 《現行の栄養投与量はどれくらいだろう　問題点は何だろう》

4.3%のグルコースを含む維持液1000 mLとグルコースを含まない細胞外液補充
液1000 mL が投与されています．栄養量は，エネルギー量 172 kcal，アミノ酸 0
g，脂肪 0 g，グルコース 43 g，水分 2000 mL （55.4 mL/kg），Na 146 mmoL，K
24 mmoL，Cl 144 mmoL，Ca 3 mmoL．

栄養素としてはわずかな糖質しか含まず，エネルギー量は推定必要量の約 14%
です．電解質も，充足しているのはナトリウムとクロールだけです．栄養投与量が
わずかであっても代謝活動は継続しますので，不足分（約 1000 kcal/日）は体脂肪
や体タンパク質（主に筋タンパク質）を異化して賄うことになります．エネルギー
量を増やすためにグルコース含有量の高い糖電解質輸液を使うとどうでしょうか．
例えば，10%のグルコースを含む維持液1000 mL＋5%のグルコースを含む細胞外
液補充液1000 mL に変更すれば，エネルギー量は 600 kcal，グルコースが 150 g
に増量します．ですが，それでもエネルギー量は必要量の半分，そして第 1 章で解
説した通り，糖質投与による体タンパク質異化の抑制効果は投与量100 gでプラ
トーになり，それ以上増やしても体タンパク質の崩壊を食い止めることはできませ
ん．たとえ平常時の栄養状態に問題がない症例であっても，糖電解質輸液での管理
は数日間が限度と認識しましょう．この症例は速やかに栄養療法を目的とした輸液
に変更する必要があります．

水分投与量はどうでしょうか．平常時を基準とすると現行量は過剰ですが，大量
の下痢が出現していますのでその分の補充が必要です．栄養輸液で水分調整を兼ね
ようとすると，水分動態の変化に応じた調整が困難になりますので，栄養投与と喪
失分の水分補充は分けて考えたほうがうまくいきます．栄養管理に伴う水分量は，
平常時の水分必要量の範囲内で調整して，下痢で喪失する水分量は，腸液に組成が

**表1** PPN での処方例

| | 熱量 (kcal) | アミノ酸 (g) | 脂質 (g) | グルコース (g) | ビタミン微量元素 | 水分量 (mL) |
|---|---|---|---|---|---|---|
| PPN の含有量 | 1240 | 60 | 40 | 150 | 水溶性ビタミンのみ 1 日必要量を含む | 2200 |
| 推定必要量 | 1200 | 43 | 20 | 212 | 1 日必要量 | 1264 |

パレプラス 2000 mL＋20％イントラリポス 200 mL を投与した場合

近い細胞外液補充液で補いましょう.

## 《患者さんにはどの栄養投与ルートが適切だろう？》

　診療報酬上の短腸症候群の定義は,「残存小腸が, 小児では 75 cm 以下, 成人では 150 cm 以下または 1/3 以下」とされています. この場合, 十二指腸は含めません. 患者さんの残存小腸は 85 cm であり, 短腸症候群の定義に当てはまります.

　患者さんの摂食嚥下機能に問題がなく経口摂取ができたとしても, 術後 1 週を過ぎたばかりで I 期 腸管蠕動亢進期の段階です. 腸管に到達した栄養素は消化・吸収されることなく, すべて未消化のまま消化液とともに排泄されてしまいます. 実際, 成分栄養剤の飲用が開始されていますが, 投与量をはるかに上回る水様下痢が持続しており, 水・電解質管理の面からは経口摂取はむしろ状態を悪化させてしまいます. 成分栄養剤であっても, 今は経口・経腸栄養投与はムリです. 飲用は一旦中止して, 静脈栄養での十分な栄養管理を実施します.

　では, 末梢静脈栄養（PPN）と中心静脈栄養（TPN）のどちらを選択すべきでしょうか. 患者さんの推定必要エネルギー量は 1200 kcal/日, また輸液量も下痢での排泄分の補充が必要ですので, 末梢からでも栄養輸液の選択次第ではエネルギー量を賄えそうです. 例えば, パレプラス 2000 mL＋20％イントラリポス 200 mL を投与すると, 栄養量は 1240 kcal, アミノ酸 60 g, 脂肪 40 g, グルコース 150 g となり, エネルギーと主要栄養素は充足できます. ただし, 脂溶性ビタミン, 微量元素は投与できません **表1**. 今後少なくとも 2 週間以上静脈栄養での管理が必須の状況ですので, TPN が第一選択です.

## 《TPN での栄養治療計画を立てよう》

　TPN 処方組み立ての基本は, 第 2 章で触れた通り適切な水分量で五大栄養素を充足することです. 症例のように低体重の患者さんの場合, 微量栄養素を含む TPN キット製剤でこれを達成することは困難なので微量栄養素を含まない TPN 輸液をメインに, 総合ビタミン剤と微量元素製剤を加えて処方します. 一方で, 栄養素の

投与が禁忌となる病態のチェックも重要です．現段階では，血液検査所見から播種性血管内凝固（disseminated intravascular coagulation: DIC）の可能性があり，脂肪乳剤禁忌の「重篤な血液凝固障害のある患者」に該当します．改善するまでは脂肪乳剤の投与は控えたほうが良さそうです（とはいえ，基礎編第3章で解説した通り，低速で投与すれば問題はないと，個人的には思っていますが）．

　処方案として，ピーエヌツイン3号1200 mL＋総合ビタミン剤1セット(S)＋微量元素製剤1アンプル(A)とすると，エネルギー量1160 kcal，アミノ酸40 g，脂肪0 g，グルコース250 gとなり，ビタミン・微量元素も1日必要量を満たします．

　ただし，入院から評価時点まで低栄養管理が継続していましたので，TPN開始時から上記目標量を投与するとリフィーディング症候群を引き起こすリスクがあります．エネルギー量，特にグルコース量を段階的に増量しましょう．

　例えば，

　1日目: 7.5％グルコースを含む維持輸液1000 mL＋アミノ酸製剤200 mL
　　　＋総合ビタミン剤1 S＋微量元素製剤1 A　　480 kcal　グルコース量　100 g

　2日目: エルネオパNF1号1000 mL＋アミノ酸製剤200 mL
　　　　　　　　　　　　　　　　　　640 kcal　グルコース量　120 g

　3日目: ピーエヌツイン2号1100 mL＋総合ビタミン剤1 S＋微量元素製剤1 A
　　　　　　　　　　　　　　　　　　840 kcal　グルコース量　180 g

　4日目〜: ピーエヌツイン3号1200 ml＋総合ビタミン剤1 S＋微量元素製剤1 A
　　　　　　　　　　　　　　　　　　1160 kcal　グルコース量　250 g

　上記は栄養管理だけを目的とした処方です．大量の電解質を含む水様下痢の排泄量を補うために，前述した通り栄養処方とは別に乳酸/酢酸リンゲル加細胞外液補充液を投与して，尿量，体重，血清濃度をモニタリングしながら調整しましょう．

## 《患者さんのその後の栄養治療経過》

　4日間かけて上記TPN処方に変更して，細胞外液補充液で水分出納を調整しながらTPNでの栄養療法を継続．時に1日10単位以内のインスリン投与を要しましたが血糖値は180 mg/dLを上回ることなく推移しました．栄養輸液開始から1週間目の血液検査で炎症反応は改善（CRP 5.98 mg/dL）してDICの状態からも回復，腎機能も改善（eGFR 55.4 mL/分/BSA）し電解質異常も認めなかったため，投与栄養素のバランスを整えるために，以下の処方に変更しました 表2 ．

　ピーエヌツイン2号1100 mL＋アミパレン200 mL＋20％イントラリポス100 mL＋総合ビタミン剤1 S＋微量元素製剤1A

　栄養量は，エネルギー量1120 kcal，アミノ酸50 g，脂肪20 g，グルコース180

**表2** TPN 最終処方例

| | 熱量<br>(kcal) | アミノ酸<br>(g) | 脂質<br>(g) | グルコース<br>(g) | ビタミン微量元素 | 水分量<br>(mL) |
|---|---|---|---|---|---|---|
| TPN の含有量 | 1120 | 50 | 20 | 180 | 1日必要量 | 1400 |
| 推定必要量 | 1200 | 43 | 19 | 199 | 1日必要量 | 1264 |

ピーエヌツイン2号1100 mL，アミパレン（3%アミノ酸製剤200 mL，20%イントラリポス100 mL，ビタメジン1S（総合ビタミン剤），ミネラミック1A（微量元素製剤）

**表3** 栄養療法の経過

| 術後日数 | 栄養投与内容 | エネルギー<br>(kcal) | たんぱく質/<br>アミノ酸<br>(g) | 脂質<br>(g) | 糖質<br>(g) |
|---|---|---|---|---|---|
| 1〜7日 | 維持液1000 mL+細胞外液補充液1000 mL | 172 | 0 | 0 | 43 |
| 8〜10日 | TPN 輸液に変更し，漸増 | 480〜840 | 20〜30 | 0 | 100〜180 |
| 11〜14日 | ピーエヌツイン3号1200 mL+ビタジェクト1S+ミネラミック1A | 1160 | 40 | 0 | 250 |
| 15〜27日 | ピーエヌツイン2号1100 mL+アミパレン200 mL+20%イントラリポス100 mL<br>+ビタジェクト1S+ミネラミック1A | 1120 | 50 | 20 | 180 |
| 28〜35日 | エレンタール飲用開始1〜2包/日<br>→のち半消化態栄養剤3P/日　TPNは漸減 | 1200* | 60* | 35* | 160* |
| 36日〜 | 病院食の摂取を開始<br>TPNは漸減〜終了<br>低残渣流動食→きざみ菜食・軟飯小盛 | 1100** | 56** | 31** | 136** |

*栄養量は期間中の平均値
**栄養量は最終量

gとなります．

　脂肪を追加してグルコース量が減少したことからインスリン投与の必要はなくなり，良好な血糖値で推移しました．

　さらに2週間後，排便状況は2〜3回の泥状便に改善したため，エレンタールを通常の2倍量に希釈（1包を600 mLに fill up）して分割して飲用を開始．一時的に下痢の回数が5回に増えましたが，食前の止痢剤投与でコントロールできる程度であったため，次第に通常の希釈濃度（1包を300 mLに fill up）に変更して，1

日に2包を問題なく飲用できた時点で半消化態栄養剤に変更しました．不足分は TPN で補いながらその後低残渣食を開始して，最終的にはきざみ菜食・軟飯小盛を ほぼ全量摂取できるようになり，術後7週目に自宅退院されました． 表3 に栄養 治療経過を示します．

退院時の体重は 35.7 kg，血液検査で Alb 2.8 g/dL，CRP 2.66 mg/dL，BUN 16.1 mg/dL，Cr 0.74 mg/dL，eGFR 55.9 mL/分/BSA，Hb 12.0 g/dL，肝酵素， 電解質に異常はなく，低アルブミン血症は遷延していましたか．体重は術前の値を 推持しました．

## B 短腸症候群患者の長期的な栄養上の問題点を おさえておこう

経口摂取だけで栄養管理ができるようになっても，さまざまな栄養上の問題が発 症するリスクがあります．例えば，亜鉛は近位空腸で主に吸収されるため，残存空 腸が短い場合は十分量を吸収できず血中濃度が低下する可能性があります．鉄，銅 も同様です．また，終末回腸から口側へ 60～100 cm 以上の回腸が切除されるとビ タミン $B_{12}$ が吸収されないため，数年後に大球性高色素性貧血が起こります[7]．ビ タミン $B_{12}$ の定期的な筋肉あるいは静脈注射（経験上 1～3 カ月ごとに，フレスミン S 注射液 1000 $\mu$g）を実施して防止しましょう．同様に胆汁酸塩の吸収が障害され るため，食物中の脂肪をミセル化できず下痢を引き起こし，また脂溶性ビタミンの 吸収障害を引き起こします．また水溶性ビタミンについては主に近位小腸で吸収さ れますので，総合ビタミン剤の内服で補いましょう．

さらに，大腸が残存している SBS ではシュウ酸結石が発症するリスクもあります． 食事中のシュウ酸は消化管内でカルシウムと結合して便中に排泄されますが，カル シウムとの親和性はシュウ酸より脂肪のほうが強く，吸収障害によって大腸内に大 量に残った脂肪とカルシウムが結合してしまい，シュウ酸と結合するカルシウムが 不足します．遊離型のシュウ酸は排泄されず大腸から容易に吸収されるため，シュ ウ酸塩腎結石を発症しやすくなります．高シュウ酸血症を防止するために，食事中 のシュウ酸含有量をおさえる，カルシウム摂取量を 800～1200 mg/日に増量す る[8]，高炭水化物・低脂肪食にする，などが有効です．

そのほか，回盲弁が切除されている場合，腸内細菌の増殖による D-乳酸アシドー シスや進行性の管内胆汁うっ滞および肝線維化を引き起こし，時に致命的になるこ ともあるので注意が必要です[9]．

以上より，食事で必要量の栄養を摂取できて下痢もコントロールできていても，SBS 患者は長期的な経過観察が必要な病態であることを認識して対応しましょう．

## まとめ

短腸症候群の患者に適切な栄養療法を実施するためには，術後の病期に合わせて，まず TPN で必要な栄養素を充足し，1 カ月が過ぎ回復期に移行すれば成分栄養剤あるいは消化態栄養剤の飲用を開始して，段階的に食事に移行するのが基本です．ただし，全例が静脈栄養から離脱して経口摂取に移行できるとは限らず，残存小腸が 70〜100 cm を下回る場合は長期間 TPN が必要となる場合が多いこと，長期的にも特有の栄養障害が起こり得ることに留意しましょう．

## 文　献

1）Scolapio JS, Fleming CR. Short bowel syndrome. Gastroenterol Clin N Am. 1988; 27: 467-79.
2）井上善文，編著. In: 静脈経腸栄養ナビゲータ　エビデンスに基づいた栄養管理. 東京: 照林社; 2021. p.463.
3）小山　真，畠山勝義，山寺陽一. 小腸広範切除との代謝と管理. 外科治療. 1984; 51: 43-50.
4）飯合恒夫，畠山勝義. 短腸症候群（小腸広範切除）. 救急・集中治療. 2004; 16: 1017-21.
5）Scolapio JS, Camilleri MC. Motility consideration in shot bowel syndrome. Dig Dis. 1997; 15: 253-62.
6）日本腎臓学会，編. 慢性腎臓病に対する食事療法基準 2014 年版. 東京: 東京医学社; 2014.
7）Beherend C, Jeppesen PB, Mortensen PB. Vitamin $B_{12}$ absorption after ileorectal anastomosis for Chron's disease: effect of ileal resection and time span after surgery. Eur J Gastro Hepat. 1995; 7: 397-400.
8）American Gastroenterological Association. American Gastroenterological Association medical position statement: short bowel syndrome and intestinal transplantation. Gastroenterology. 2003; 124: 1105-10.
9）Stanko RT, Nathan G, Mendelow H, et al. Development of hepatic cholestasis and fibrosis in patients with massive loss of intestine supported by prolonged parenteral nutrition. Gastroenterology. 1987; 92: 187-202.

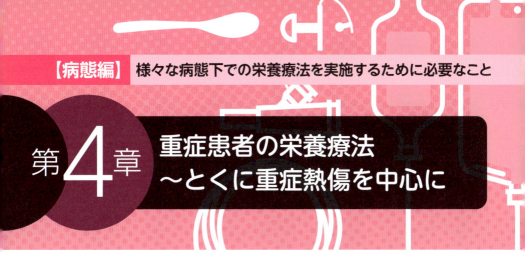

**【病態編】** 様々な病態下での栄養療法を実施するために必要なこと

# 第4章 重症患者の栄養療法 〜とくに重症熱傷を中心に

　重症外傷や熱傷，重度の呼吸不全，重度の急性心不全など，生命の危機にかかわるような重症疾患時は，呼吸状態・循環動態維持の治療が優先されますが，それと並行した適切な栄養療法は予後を改善する重要な治療のひとつと位置付

| 熱傷深度 | Ⅰ度<br>(EB) | 浅達性Ⅱ度<br>(SDB) | 深達性Ⅱ度<br>(DDB) | Ⅲ度<br>(DB) |
|---|---|---|---|---|
| 障害組織 | 表皮<br>(角質層) | 表皮<br>(有棘層,基底層) | 真皮<br>(乳頭層,乳頭下層) | 真皮全層<br>皮下組織 |
| 外見 | 紅潮 | 水疱形成 | 水疱形成 | 壊死 |
| 症状 | 疼痛,熱感 | 強い疼痛<br>灼熱感<br>知覚鈍麻 | 強い疼痛<br>灼熱感<br>知覚鈍麻 | 無痛性 |
| 治療期間 | 数日 | 約10日間 | 3週間 | 自然治癒なし<br>瘢痕拘縮 |

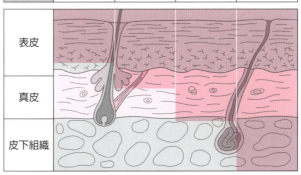

**図1** 熱傷深度分類と深度別の特徴

【病態編】

様々な病態下での栄養療法を実施するために必要なこと

**表1** 熱傷の重症度分類

| 重症度 | 受傷部位・面積（範囲） | 備考 |
|---|---|---|
| 軽症 | ①Ⅱ＋Ⅲ度熱傷: 15% TBSA 未満<br>（小児・高齢者は 10% TBSA 未満）<br>②Ⅲ度熱傷: 2% TBSA 未満 | ● 一般病院の外来にて治療が可能 |
| 中等症 | ①Ⅱ＋Ⅲ度熱傷: 15〜30% TBSA<br>（小児・高齢者は 10〜20% TBSA）<br>②Ⅲ度熱傷: 2〜10% TBSA<br>（小児・高齢者は 2〜5% TBSA） | ● 一般病院での入院治療が必要 |
| 重症 | ①Ⅱ＋Ⅲ度熱傷: 30% TBSA 以上<br>（小児・高齢者は 20% TBSA 以上）<br>②Ⅲ度熱傷: 10% TBSA 以上<br>（小児・高齢者は 5% TBSA 以上）<br>③特殊部位（顔面，手指，足，会陰部）のⅡ・Ⅲ度熱傷<br>④特殊な熱傷（電撃傷，気道熱傷，化学熱傷）<br>⑤骨折や外傷を合併する重篤な熱傷 | ● 熱傷専門施設での入院治療が必要<br>● ③④⑤は面積に関係なく重症 |

※ TBSA: total body surface area（全体表面積）の略
(Artz CP, et al. The Treatment of Burns, 2nd ed. Philadelphia: WB Saunders; 1969. p.94-8[1]より引用)

けられます.

　熱傷は，熱傷面積〔全体表面積; total body surface area（TBSA）に対するパーセンテージ〕および深度によって軽症熱傷，中等症熱傷，重症熱傷に分類されますが 図1 表1 ，このうちとくに専門病院での入院加療が必要な重症熱傷では生体に非常に強い侵襲が加わるため，代謝は平常時の 1.5〜2.0 倍に上昇します．それを補うために主に筋タンパク質の崩壊によって体タンパク質の異化が亢進し，脂肪分解が亢進し，かつ血糖が上昇しやすい状態になります．生体にとってマイナスとなるこれらの反応を抑えつつ栄養状態を維持することが，熱傷の治癒を促進し全身状態の維持・改善につながります．したがって，重症熱傷患者における栄養療法は，創部の治療，循環・呼吸の維持と並ぶ重要な治療戦略のひとつと考えて，対応しなければなりません．

　ここでは重症熱傷を例に，重症疾患時の栄養療法について考えましょう．

## A 総エネルギー必要量・各栄養素必要量は どのように見積もれば良いのだろう？

### 1 総エネルギー必要量

　前述のとおり，重症熱傷患者の代謝は平常時より大幅に亢進した状態となっていて，しかもその状態は数カ月間の長期に及びます．日々変化する代謝状況に対して適切な投与エネルギー量を設定するためには，間接熱量計で安静時エネルギー消費量（resting energy expenditure: REE）を測定し，それにストレス係数を乗じて総エネルギー消費量（total energy expenditure: TEE）を決定することが最適であると多数の施設から報告されており[2-5]，ESPEN ガイドライン[6]でも間接熱量計でのエネルギー消費量決定を推奨グレード B—強い合意（95%の合意）として推奨しています．しかし，現実的には本邦で間接熱量計を利用できる施設は限られており，『熱傷診療ガイドライン（改訂第 3 版）』[7]では「間接熱量計で安静時エネルギー消費量を測定して決定することが最も望ましいという報告が多数ある」という表記にとどまっています．ほとんどの施設では，様々な計算式を用いて算出しているのが現状です．

　いくつかの計算式 表2 が提唱されてますが，Harris-Benedict（H-B）式で求めた基礎代謝量（BEE）に活動係数（AF）とストレス係数（SF）を乗じて TEE を求める方法がなじみやすく，当院でもこれを採用しています．この場合，SF に関しては 1.0〜2.1 まで様々な報告がありますが，熱傷面積が 40%を超えるような重症熱傷の場合，REE は 1.5〜2.0 倍に増加することが報告[8]されていることから，重

---

**表2** 推定投与エネルギー必要量算出のための各種計算式

・Harris-Benedict（H-B）式
　基礎編 第 1 章 p.10 参照

・Toronto formula
　TEE＝－4343＋（10.5×% TBSA）＋〔0.23×Caloric intake（CI）〕＋（0.84×EBEE）
　　　＋（114×Temp（℃））－（4.5×Postburn days）

・Curreri formula
　16〜59 歳: TEE＝25×体重（kg）＋40×% TBSA
　60 歳以上: TEE＝20×体重（kg）＋65×% TBSA

Caloric intake: 前日の投与カロリー，EREE: H-B 式による REE，Temp: 体温，
Postburn days: 熱傷受傷後の経過日数

症度に応じてその間で調整します.

一方,Allard らによるトロントの式(Toronto formula)[9]は,間接熱量測定値に最も近似していると報告されていますが,計算式自体が煩雑で日々計算して栄養投与量を調整することは困難な印象です.古典的に使用されてきた Curreri の計算式(Curreri formula)は,わずか9名の熱傷患者の体重変化とエネルギー投与量に基づいて導き出された式[10]であり,有効性に関する十分な根拠はありません.また日本人にとっては過剰に見積もられる可能性があります.

## 2 たんぱく質必要量

重症熱傷では筋タンパク質の異化が著しく亢進しており,遊離アミノ酸からの体タンパク質同化作用をはるかに超える代謝状態になります[11].これによって熱傷面積 1 $m^2$ 当たり 20〜25 g/日の窒素,体タンパク質に換算すると 125〜156 g/日が喪失し,重症熱傷ではこのような負の窒素出納が半年以上持続すると推察されています.そのため,たんぱく質投与量の目標値は通常よりかなり高く設定する必要があり,1.5〜2.0 g/kg,あるいは NPE/N 比=100〜120 になるよう調整します.

---

**Memo ☞ NPE/N 比からたんぱく質必要量を算出する例**

例えば,総エネルギー必要量が 2500 kcal,NPE/N 比を 100 とする場合
糖質と脂質のエネルギー合計量; NPE を y,たんぱく質必要量を x として,連立方程式を立てます.

① y+4x=2500

② y/(x×0.16)=100

①より y=2500−4x  ②に代入して (2500−4x)/0.16x=100

2500−4x=16x  20x=2500  x=125

つまり,たんぱく質の必要量は 125 g となります.

---

実際は,たんぱく質投与量を必要予測量まで増量しても亢進した異化を十分に補うことは困難ですが,BUN の上昇や腎機能に留意しつつ低タンパク血症の進行をできるだけ抑制できるよう,十分なたんぱく質投与を心掛けましょう.

## 3 脂質必要量

脂質は9 kcal/gと非常に効率の良いエネルギー源です．熱傷時にはストレスホルモンによって脂肪組織から平常時以上に遊離脂肪酸が動員され，β酸化を受けてエネルギー源として分解されるので，積極的に投与したい栄養素です．一方で，エネルギー源として有効利用される遊離脂肪酸は全体の3割程度で，残りは再エステル化されて肝臓に蓄積します．そのため大幅に脂質のエネルギー比を増量することはせず，通常のエネルギー比率であるTEEの25%（静脈栄養の場合は15%）を基準に設定します．

## 4 糖質必要量

糖はエネルギー源として最も利用しやすい栄養素です．しかし，重篤な病態下では血糖コントロールの悪化が創傷治癒の遅延や感染症発症率，死亡率の増加といった予後に大きく影響します．重症熱傷では高血糖および高インスリン血症の状態になりやすく，熱傷面積に比例してその状態が持続することがわかっています[12]ので，適量の糖質を投与すると同時に血糖値を頻回にチェックして，必要に応じてインスリンを使いながら良好な血糖コントロールを達成することが重要です．

> **Memo ☞ 重症熱傷時の血糖コントロール目標値はどれくらいに設定すべきだろう？**
>
> 重症熱傷では血糖コントロールが困難となることが多く，積極的にインスリンを用いた血糖コントロールが必要です．目標血糖値の設定について，80〜110 mg/dLの厳格なコントロールによって，敗血症（sepsis）の発症率が低下し，臓器機能が改善し，異化状態が緩和され，急性炎症反応が抑制されるなどの有効性が報告[13]されましたが，その後の調査では，厳格な血糖コントロール下では低血糖の頻度が高く，低血糖のほうが高血糖より死亡率への影響が大きいという可能性が報告[14]され，以後は130〜150 mg/dLでのコントロールを推奨する報告が多くなっています．ただし，現状では最適な目標血糖値の決定には至っていません．筆者は重症疾患時の血糖コントロールに準じて，180 mg/dLを超えないことを目標にしています．

**【病態編】**

様々な病態下での栄養療法を実施するために必要なこと

# B 経腸栄養，静脈栄養，どちらを優先すれば良いのだろう？

## 1 重症熱傷においても，経腸栄養での管理を優先する

　重症患者を対象としたメタ解析で，経腸栄養を優先的に実施した群では静脈栄養で管理した群より感染症発症率が低下して入院日数が短縮した[15]こと，24時間以内に経腸栄養を開始すると死亡率も低下した[16]ことが報告されています．重症熱傷患者においても，受傷後3〜6時間の間に経腸栄養を開始した群のほうが，遅れて開始した群と比較して平均入院期間が短かった[17]こと，早期に開始して5〜7日以内に目標エネルギー量に到達すると予後が改善した[18]ことが報告されています．

　一方で，早期経腸栄養投与によってイレウス発症の頻度が上昇することも報告[19]されており，画一的な早期経腸栄養投与には問題もあります．関連するガイドラインのうち本邦の『熱傷診療ガイドライン　改訂第3版』では，受傷後24時間以内の早期に経腸栄養を開始することを強く推奨する（エビデンスレベルⅠ，推奨度A）[7]，ESPENガイドラインでは，成人重症患者において経口摂取が不能であれば，48時間以内の早期経腸栄養を開始すべきである（推奨度B—強いコンセンサス100％同意）[6]とされています．いずれにしても，嘔吐や下痢などの有害事象が発生すると早期経腸栄養の有益性が損なわれる可能性がありますので，患者の状態や反応に応じて，開始時期や初回投与量・投与速度など個々に投与計画を立てる必要があります．具体的な投与計画については，症例の栄養管理例で確認しましょう．

## 2 熱傷患者への静脈栄養の適応はどう考えるべきだろう？

　前述のように，重症熱傷患者の栄養投与方法で優先すべきは経腸栄養ですが，著しく亢進した代謝を補充するためには大量の経腸栄養剤の投与が必要です．一方で下痢や腸管麻痺などの消化管症状が出現して，思うように増量できない場合もあります．また，消化管症状がなくても必要量に増量できるまでにはある程度の日数を要します．そういう場合は静脈栄養を併用すべきでしょうか．

　Heideggerらは，ICU入室8日目まですべて経腸栄養で管理する群と，不足分を補完的静脈栄養（supplemental parenteral nutrition: SPN）で投与する群に分け，その後の臨床転帰を比較した調査を実施しています．その結果，SPNグループのほうが院内感染率が低く，経腸栄養だけでは不十分な場合はSPNが有効である

ことを報告しました[20].また CALORIES 試験では,経腸栄養と静脈栄養との比較で 30 日間の死亡率・感染合併率に有意差は認めなかった[21]ことが報告され,さらに Berger らは,経腸栄養だけで不足するエネルギーとたんぱく質を SPN で補った群のほうが,免疫能を改善し,全身性炎症が減少し,さらに筋肉量の減少が抑えられる傾向があると報告しました[22].以降の報告でも SPN を実施することに関して有害性を示すデータはありません.重症熱傷患者に関しても,『熱傷診療ガイドライン 改訂第 3 版』では,経腸栄養で十分量の栄養を投与できない場合には SPN を併用することが推奨されています[7].

## 3 熱傷患者の栄養評価に適切な栄養指標は何だろう？

栄養評価の指標として,一般にアルブミン,RTP（トランスフェリン,トランスサイレチン,レチノール結合タンパク質）といった血清タンパク質や,窒素バランス,体重などが用いられますが,重症熱傷の急性期には,血管透過性の亢進や大量輸血,手術などによって体内水分量や血清タンパク質が大きく変動するため,栄養治療効果以外の要因が大きく,単純に評価指標として用いることは困難です.このうちトランスサイレチンは,半減期が 2 日間と短く,熱傷の重症度とは独立して死亡率と関連していることが報告されていて[23],日々変化する熱傷患者さんの栄養状態の変化を敏感に反映する指標として有用です.ただし炎症の状態が影響するため,同時に CRP を測定して判断しましょう.

実際の重症熱傷症例患者さんの栄養療法を考えてゆきましょう.

### 症 例

54 歳,男性,身長 168 cm,体重 78 kg,IBW 62.1 kg,BMI 27.6

**入院の原因疾患** 広範囲熱傷（40% TBSA）,骨盤骨折（安定型）,左仙骨骨折,両側腓骨骨折

**既往歴・合併症** 結腸憩室炎,虫垂切除術後,高尿酸血症

**現病歴** 自宅の小屋から出火.農機具を持ち出そうと小屋内に入り操作したところ,農機具が動き出し壁との間に挟まれて熱傷および骨折を受傷.当院に救急搬送された.気道熱傷の可能性もあり気管挿管後 ICU に入室,人工呼吸器管理を開始した.右内頸静脈に CVC を挿入,循環動態維持のために高用量の昇圧剤および大量の細胞外液補充液の投与が開始された.

縦書き: 【病態編】 様々な病態下での栄養療法を実施するために必要なこと

## 《検査所見》

### 熱傷の深達度と面積

頭部: SDB〜DDB 7％, 両上肢: SDB〜DDB 各 4.5％,

背部: DDB〜DB 15％, 両側大腿: SDB〜DDB 各 4.5％　　合計 40％

### 血液検査

ALP（JSCC）239 U/L, AST 56 IU/L, ALT 24 U/L, LDH 454 U/L, γ-GTP 138 U/L, TP 2.9 g/dL, Alb 1.1 g/dL, BUN 13.2 mg/dL, Cr 0.92 mg/dL, eGFR 67.7 mL/分/BSA, K 3.87 mmol/L, Na 143.7 mmol/L, Cl 122.2 mmol/L, IP 1.9 mg/dL, Mg 1.8 mg/dL, CRP 30.42 mg/dL, BS 185 mg/dL, HbA1c 6.0％, WBC 14100/μL, Hb 10.3 g/dL, Plt 9.8 万/μL

## 《入院後の経過》

到着と同時に大量の乳酸リンゲル液（ソルラクト）の投与を開始. また, 生理食塩液に溶解した昇圧剤（ノルアドレナリン）, PPI（proton pomp inhibitor）, 抗菌薬の投与が開始. 乳酸リンゲル液は最初の 24 時間で 12500 mL を投与, 以後尿量や循環動態・呼吸状態に応じて輸液量が調整された.

---

### Memo ☞　熱傷患者の初期輸液について

　熱傷患者では創部からの浸出液や血管透過性の亢進によって血管内容量が大幅に減少します. 組織や臓器への還流量の低下を回避するためには, 初期輸液療法が必須です. 一般に, 熱傷面積が 15％TBSA 以上になると全身性炎症性反応症候群（systematic inflammatory response syndrome: SIRS）を引き起こすため, 熱傷性ショックから死に至るリスクを回避するためには輸液による蘇生が必須です[24]. 輸液の必要量についてはいまだ適切な投与速度は確立されていませんが, Parkland（Baxter）の公式や modified Brooks formula, アメリカ熱傷学会が提唱する Advanced Burn Life Support（ABLS）が一般に用いられています. 主な初期輸液の方法を 表3 に示します.

　本症例の場合を例にとると, ABLS に沿った初期輸液方法では, 500 mL/時で開始して, 熱傷面積 40％ TBSA が明らかになった時点で, 最初の 24 時間輸液量を 2 mL×78 kg×40％＝6240 mL/24 時間として, 3120 mL を最初の 8 時間で, 残り半分を 16 時間で投与しながら, 時間尿量に応じて調整することになります.

投与する輸液はどのような組成が適切でしょうか．重症熱傷患者への輸液の目的は機能的細胞外液量の補充なので，成人に対する各種輸液の公式やアメリカ熱傷学会のガイドライン[25]，ABLSコース[26]では，乳酸リンゲル液の使用を推奨しています．生理食塩液は，大量投与で急性腎不全や高クロール性希釈性アシドーシスを引き起こすリスクがあるため，推奨されません．また酢酸リンゲル液は，酢酸に血管拡張作用があることから，初期輸液の使用には疑義を唱える専門家の意見があります[27]．

一方で，提唱されている方法に従って輸液を実施しても，生体反応には個人差が大きく慎重な調整が必要です．その際，投与速度が適正かどうかの判断には何を指標にすべきか，多くの検討がなされていますが，いまだ十分なエビデンスレベルを満たす検討はなく，一般には呼吸循環動態のモニタリングと，時間尿量（成人の場合 0.5 mL/kg 以上）を目安に調整されているのが現状です．

**表3** 成人熱傷患者に対する一般的な初期輸液の方法（初期 24 時間の輸液）

| 名称 | 方法 |
|------|------|
| Parkland（Baxter） | 乳酸リンゲル 4 mL/kg/% TBSA<br>半分を最初の 8 時間，残り半分を次の 16 時間で投与 |
| Modified Brooke | 乳酸リンゲル 2 mL/kg/% TBSA<br>半分を最初の 8 時間，残り半分を次の 16 時間で投与 |
| ABLS | 熱傷面積計算前の開始速度: 500 mL/時<br>熱傷面積開始後: 乳酸リンゲル 2 mL/kg/% TBSA（高電圧電撃傷の場合は 4 mL/kg/% TBSA）の半分を最初の 8 時間で，残り半分を 16 時間で投与．ただし，時間尿量が 2 時間連続で指標尿量（0.5 mL/lg/時．高電圧電撃傷の場合は 1 mL/kg/時）より多い/少ない場合は，輸液速度を 1/3 ずつ減らす/増やす |

（日本熱傷学会，編. 熱傷診療ガイドライン 改訂第 3 版. 熱傷. 2021; 47: S30[7] より）

## ▶患者さんの必要栄養量を算出しよう

入院時の自己申告による体重は 78 kg，BMI 27.6 とやや過体重のため，補正体重［62.1＋(78−62.1)/4≒66 kg］で算出することにします．

### 1）総エネルギー必要量（TEE）

BEE は，H–B 式を用いて **1450 kcal/日**．AF はベッド上安静であり 1.2，SF は高度の代謝亢進があると推察して 1.7 として

**TEE＝1450×1.2×1.7＝2958 kcal/日**

＊ちなみに，Curreri の式を用いて算出すると

$$25 \times 66 + 40 \times 40 = 3250 \text{ kcal/日} \quad \text{となります.}$$

## 2）たんぱく質必要量

2.0 g/kg として　$2.0 \times 66 = 132 \text{ g/日}$

＊NPE/N 比 100 として算出する場合，NPE＝y，たんぱく必要量を x として
① $y + 4x = 3000$　② $y/(x \times 0.16) = 100$

連立方程式を解くと，$x = 150 \text{ g/日}$　となります.

## 3）脂質必要量

経口・経腸栄養の場合，TEE の 25% として
$$2958 \times 0.25 ≒ 740 \text{ kcal} \quad \Rightarrow \quad 82 \text{ g/日}$$

静脈栄養の場合は，TEE の 15% として
$$2958 \times 0.15 ≒ 444 \text{ kcal} \quad \Rightarrow \quad 49 \text{ g/日}$$

## 4）糖質必要量

TEE からたんぱく質と脂質のエネルギー量を差し引いて

経口・経腸栄養なら
$$2958 - (132 \times 4 + 82 \times 9) = 1692 \text{ kcal} \quad \Rightarrow \quad 423 \text{ g/日}$$

静脈栄養なら
$$2958 - (132 \times 4 + 49 \times 9) = 1989 \text{ kcal} \quad \Rightarrow \quad 497 \text{ g/日}$$

## 5）ビタミン・微量元素必要量

術前には特に欠乏症はないとしても需要は亢進していると推定して，最低でも 1 日必要量を充足する量

## 6）水分必要量

喪失する外液量は別に乳酸リンゲル液で補充するとして，栄養療法に必要な量は 35 mL/kg より
$$66 \text{ kg} \times 35 \text{ mL} = 2310 \text{ mL/日}$$

## ▶適切な栄養療法を組み立てよう

### 1）原則として，経腸栄養を主体に組み立てる

栄養療法を開始する前に，栄養投与が可能な全身状態であるかどうかを確認します．昇圧剤の投与が継続していますが，一定の投与量で循環動態は保たれており，尿量も 0.5 mL/kg/時以上を維持できていたので，栄養療法の開始に問題はないと判断しました．また消化管の損傷や腸管麻痺など，消化管の形態や機能に問題はなく，細径の経鼻栄養カテーテルを挿入して，少量・低速で経腸栄養剤の投与を開始します．投与後の反応を見ながら段階的に慎重に増量し，一方で不足分を静脈栄養で補いながら，1 週間〜10 日かけて目標栄養量に到達します．経腸栄養剤は，1

**表4** 経腸栄養を主体とした栄養管理例

| | 経腸栄養 | 静脈栄養 | 熱量 (kcal) | たんぱく質 (g) | 脂質 (g) | 糖質 (g) | 液量 (mL) |
|---|---|---|---|---|---|---|---|
| 1〜5日目 | CZ-Hi 300 20→30→40→50 mL/時の速度で | フィジオゾール 3号 1000 mL AP 200 mL | 760〜1480 | 44〜84 | 11〜35 | 71〜235 | 1608〜2220 |
| 6日目 | CZ-Hi 1.5 4 P 50 mL/時で | フィジオゾール 3号 1000 mL AP 200 mL 20% IL 100 mL | 1680 | 80 | 46 | 226 | 1900 |
| 7日目 | CZ-Hi 1.5 5 P 70 mL/時で | ELN-NF 1号 1000 mL 20% IL 100 mL | 2260 | 95 | 53 | 340 | 1850 |
| 8日目 | CZ-Hi 1.5 6 P 70 mL/時で | ELN-NF 1号 1100 mL 20% IL 100 mL | 2640 | 110 | 60 | 384 | 2000 |
| 9日目 | CZ-Hi1.5 4 P MA-R2.0 2 P 80 mL/時で | ELN-NF 1号 1000 mL AP 200 mL 20% IL 100 mL | 2840 | 110 | 69 | 414 | 2178 |
| 10日目 | MA-R2.0 6 P 80 mL/時で | ELN-NF 1号 500 mL AP 200 mL | 3040 | 128 | 67 | 475 | 2034 |
| 11日目〜 | MA-R2.0 7〜8 P 80 mL/時で | 終了 | 2800〜3200 | 102〜117 | 78〜90 | 414〜474 | 973〜1112 |

CZ-Hi300: CZ-Hi300 アゼプバッグ（1 kcal/mL），CZ-Hi1.5（1.5 kcal/mL），
MA-R2.0（2.0 kcal/mL）
AP: アミパレン，IL: イントラリポス，ELN-NF: エルネオパ-NF
＊栄養量は小数点以下を四捨五入して記載した.

kcal/mL のエネルギー密度のポリペプ（半消化態）栄養剤で開始しましたが，窒素源を有効に吸収・利用するために，窒素源がオリゴペプチドからなる高窒素含有の消化態栄養剤で開始するのも良いと思います．また，エネルギー必要量が多いため，ある程度増量できた後は，容量当たりの投与熱量を増やすために高エネルギー密度の栄養剤に変更したほうが有利です．その場合，浸透圧性下痢を引き起こさないよう，変更直後は少し投与速度を落として，安全に投与できることを確認しながら増量・増速してゆきましょう．最終的に経腸栄養だけで必要量に到達する場合の静脈栄養，経腸栄養の投与計画案の一例を **表4** に示します．

## 2) 静脈栄養で組み立てる場合

　重症熱傷患者さんの中には，腸管麻痺や下痢・嘔吐などの消化管症状によって経腸栄養で管理できない症例もあります．肛門周囲の皮膚にまで熱傷が及んでいると，

**【病態編】**

様々な病態下での栄養療法を実施するために必要なこと

**表5** 静脈栄養を主体とした栄養管理例

| | 静脈栄養 | 熱量 (kcal) | アミノ酸 (g) | 脂質 (g) | 糖質 (g) | 液量 (mL) |
|---|---|---|---|---|---|---|
| 1 日目 | フィジオゾール 3 号 1500 mL<br>AP 400 mL　20% IL 100 mL | 960 | 40 | 20 | 150 | 2000 |
| 2 日目 | ELN-NF 1 号 1500 mL<br>AP 200 mL　20% IL 100 mL | 1120 | 50 | 20 | 180 | 1800 |
| 3 日目 | ELN-NF 2 号 1500 mL<br>AP 200 mL　20% IL 100 mL | 1540 | 65 | 20 | 270 | 1800 |
| 4 日目 | ELN-NF 2 号 2000 mL<br>AP 200 mL　20% IL 100 mL | 1960 | 80 | 20 | 360 | 2300 |
| 5 日目 | ELN-NF 2 号 2000 mL<br>AP 200 mL　20% IL 200 mL | 2160 | 80 | 40 | 360 | 2400 |
| 6 日目 | PNT 2 号 1100 mL, PNT 3 号 1200 mL<br>AP 200 mL　20% IL 200 mL<br>VJ 1S　MM 1A | 2480 | 90 | 40 | 430.4 | 2700 |
| 7 日目〜 | PNT 3 号 2400 mL<br>(PNT 2 号 1100 mL, PNT 3 号 1200 mL)<br>AP 200 mL, 20% IL 200 mL<br>(20% IL 300 mL)<br>VJ 1S, MM 1A | 2800 (2680) | 100 (90) | 40 (60) | 500.8 (430.4) | 2800 |

AP: アミパレン，IL: イントラリポス，ELN-NF: エルネオパ-NF，PNT: ピーエヌツイン，
VJ: ビタジェクト，MM: ミネラミック

　排便が創傷治癒の妨げになる場合もあります．フレキシシール®などの便失禁管理システムを用いて対応できる場合もありますが，困難な場合は TPN で十分な栄養量を充足するプランを立てます．経腸栄養の場合と同様に，7〜10 日程度かけて必要量まで増量しますが，維持量に増量して安定するまでは，毎日血糖値をチェックして，180 mg/dL（できれば 150 mg/dL）を上回らないよう，必要に応じてインスリンで調整します **表5**．

　この投与計画案を本症例に適用した場合，7 日目以降の最終グルコース投与量が経静脈的な侵襲期の現体重当たりの最大投与量 449.3 g/24 時間（78 kg×4 mg×60 分×24 時間）を上回ります．血糖コントロールに多くのインスリンを要する場合は，TPN キット製剤はピーエヌツイン 2 号と 3 号を組み合わせて，20% イントラリポスを 300 mL に増量して調整するほうが良いかもしれません〔表中 7 日目〜の（　）内の処方参照〕．その場合，脂肪の投与量が 60 g に増量しますが，経静脈的な脂肪投与の上限として推奨される 1.0 g/kg/日以内に収まります．

　なお，TPN 主体で管理する場合も，消化管の integrity 維持のために少量でも可

能な限り経腸栄養の併用を心掛けましょう.

## ▶実際の栄養治療経過

　循環動態が安定した入院4日目より栄養輸液を開始して，漸増.同時に経鼻栄養カテーテルを挿入し，初日は水だけを投与.胃食道逆流や誤嚥徴候がないことを確認し，翌日から少量・低速から経腸栄養剤の投与を開始して連日増量し，途中1.5 kcal/mLの栄養剤に変更して，開始から10日目に維持量3000 kcal（300 kcal/200 mLを10 P，90 mL/時で連続投与）に到達しました.経腸栄養剤が最終量に到達するまでは 表4 と同様に静脈栄養を併用しました.全身状態は次第に改善し，12日目に気管挿管を抜管，昇圧剤投与を終了.以後呼吸状態・循環動態に問題はなく，13日目に言語聴覚士（ST）の介入を開始しました.当初は嚥下反射・咳嗽反射ともに弱く，実用的な経口摂取は困難と判断されたため，基礎訓練を継続しながら経腸栄養剤での栄養管理を継続し，入院から30日目にゼリー・ペースト状の食品200 kcal/日を提供し，問題なく摂取できました.以後段階的に食形態を変更して提供食事量を増量し，合計量が2500〜3000 kcal/日になるよう摂食量に応じて経腸栄養剤の投与量を調整.55日目には常食＋栄養補助食品2本＋微量栄養素強化飲料1本（合計1800 kcal，たんぱく質88 g，脂質55 g，炭水化物243 g）を，多少のムラがありながらも安定して摂取できるようになり，経腸栄養は終了しました.病院食だけでは不十分でしたが，嗜好的な問題もあり，500〜600 kcal/日程度の持ち込み食を許可.合計量は安定期の代謝必要量〔AF 1.3，SF 1.3としてTEE: 2500 kcal，たんぱく質必要量: 80 g（1.2 g/kg）〕を充足できるようになりました.

　経過中に2回の植皮術を実施し，治癒機転は良好で上皮化が進み，当初予定されていた3回目の植皮術は不要と判断されました.一方ADLの改善に向けて早期から身体リハビリテーションを開始し，入院60日目には歩行器による歩行が可能となり，以後活動範囲を段階的に広げ，入院から約4カ月後にADLはほぼ自立した状態で自宅退院となりました.

　体重は，実測が可能になった入院50日目は70.7 kg，以後退院まで68〜70 kgで推移し，退院時の血液検査所見は，ヘモグロビン12.5 g/dL，総リンパ球数2823/$\mu$L，アルブミン3.8 g/dL，総コレステロール269 mg/dLとほぼ正常範囲内に維持できました.

## まとめ

　重症熱傷を例に，重症疾患時の栄養療法の考え方を記載しました.重症疾患時は経口摂取が不十分〜不能な状況がほとんどであり，消化管の状況に応じて経腸栄養

と静脈栄養を組み合わせることで亢進した代謝を補う栄養投与を実施し，栄養状態の悪化が治癒の遅延や感染性合併症などの一因とならないよう十分な栄養管理が必要です．

## 📖 文　献

1) Artz CP, et al. The Treatment of Burns, 2nd ed. Philadelphia: WB Saunders; 1969. p.94-8.
2) Long CL, Schaffel N, Geiger JW, et al. Metabolic response to injury and illness: estimation of energy and protein needs from indirect calorimetry and nitrogen balance. J Parenteral Enteral Nutr. 1979; 3: 452-6.
3) Saffle JR, Medina E, Raymond J, et al. Use of indirect calorimetry in the nutritional management of burn patients. J Trauma. 1985; 25: 32-9.
4) Allard JP, Pichard C, Hoshino E, et al. Validation of a new formula for calculating the energy requirements of burn patients. JPEN J Parenteral Enteral Nutr. 1990; 14: 115-8.
5) Milner EA, Cioffi WG, Mason AD, et al. A longitudinal study of resting energy expenditure in thermal injury patients. J Trauma. 1994; 37: 167-70.
6) Singer P, Blaser AR, Berger MM, et al. ESPEN guideline on clinical nutrition in the intensive care unit. Clin Nutr. 2019; 38: 48-79.
7) 日本熱傷学会，編．熱傷診療ガイドライン 改訂第3版．熱傷．2021; 47: S1-S108.
8) Clark A, Imran J, Madni T, et al. Nutrition and metabolism in burn patients. Burns Trauma. 2017; 5: 11.
9) Allard JP, Jeejheebhoy KN, Whitwell J, et al. Factors influencing energy expenditure in patients with burns. J Trauma. 1988; 28: 199-202.
10) Curreri PW, Richmond D, Marvin J, et al. Dietary requirements of patients with major burns. J Am Diet Assoc. 1971; 65: 415-7.
11) Hart D, Wolf SE, Mlcak R, et al. Persistence of muscle catabolism after severe burn. Surgery. 2000; 128: 312-9.
12) Stanojcic M, Abdullahi A, Rehou S, et al. Pathophysiological response to burn injury in adults. Ann Surg. 2018; 267: 576-84.
13) Jeschke MG, Kulp GA, Kraft R, et al. Intensive insulin therapy in severely burned pediatric patients: a prospective randomized trial. Am J Respir Crit Care Med. 2010; 182: 351-9.
14) Pidcoke HF, Manck SM, Roheleder LS, et al. Glucose variability is associated with high mortality after severe burn. J Trauma. 2019; 67: 990-5.
15) Perer JV, Moran JL, Philips-Hughes J. A meta-analysis of treatment outcomes of early enteral versus early parenteral nutrition in hospitalized patients. Crit Care Med. 2005; 33: 213-20.
16) Doig GS, Heighes PT, Simpson F, et al. Early enteral nutrition, provided within 24h of injury or intensive care unit admission, significantly reduced mortality in critically ill patients: a meta-analysis of randomized controlled trials. Intensive Care Med. 2009; 35: 2018-27.
17) Khorasani EN, Mansouri F. Effect of early enteral nutrition on morbidity and mortality in children with burns. Burns. 2010; 36: 1067-71.

18) Suri MP, Dhingra VJ, Rabagkar SC, et al. Nutrition on burns: need for an aggressive dynamic approach. Burns. 2006; 32: 880-4.

19) Kesey J, Dissanaike S. A protocol of early aggressive acceleration of tube feeding increases ileus without perceptible benefit in severely burned patients. J Buen Care Res. 2013; 34: 515-20.

20) Heidegger CP, Berger MM, Graf S, et al. Optimisation of energy provision with supplemental parenteral nutrition in critically ill patients: a randomized controlled clinical trial. Lancet. 2013; 381: 385-93.

21) Harvey SE, Parrott F, Harrison DA, et al. CALORIES Trial Investigators. Trial of the route of early nutritional support in critically ill adults. N Engl J Med. 2014; 371: 1673-84.

22) Berger MM, Panter O, Jacquelin-Ravel N, et al. Supplemental parenteral nutrition improves immunity with unchanged carbohydrate and protein metabolism in critically ill patients: The SPN2 randomized aracer study. Clin Nutr. 2019; 38: 2408-16.

23) Yang HT, Yim H, Cho YS, et al. Serum transthyretin level is associated with clinical severity rather than nutrition status in massively burned patients. JPEN J Parenteral Enteral Nutr. 2014; 38: 966-72.

24) Arbuthnot MK, Garcia AV. Early resuscitation and management of severe pediatric burns. Semin Pediatr Surg. 2019; 28: 73-8.

25) Pham TN, Cancio LC, Gibran NS, et al. American Burn Association practice guidelines burn shock resuscitation. J Burn Care Res. 2008; 29: 257-66.

26) American Burn Association. Advanced Burn Life Support Course PROVIDER MANUAL 2018 UPDATE. American Burn association. Chicago. 2018.

27) 長野 修. 熱傷患者における過剰輸液と酢酸リンゲル液. 日集中医誌. 2013; 20: 472.

**【病態編】** 様々な病態下での栄養療法を実施するために必要なこと

# 第5章 心不全患者の栄養療法

　　従来，心不全患者の栄養管理の中心的な考え方は，エネルギー投与量を抑えて体重を減少させることでした．肥満は心血管疾患の独立したリスク因子であり，心不全患者に対しても同様に考えられていたからです．ところが，長期化した心不全患者において，体重減少が心不全の予後を悪化させる独立した因子であることが報告され，BMI（body mass index）を良好に保つことが，良好な予後を保つために重要であることがわかってきました[1]．その後の日本人を対象とした調査でも，同様の結果が得られました[2]．そういったことから，現在では必要十分量の栄養を摂取することで適切な BMI および栄養状態を維持できる栄養療法が重要だと認識されています．以上を踏まえて急性心不全および慢性心不全急性増悪時の栄養療法を考えてゆきましょう．

## A 心不全患者の代謝にはどんな特徴があるのだろう？

　　心不全患者の低栄養は心臓悪液質（心臓カヘキシー）として知られています．カヘキシーは進行した様々な疾患で発症し得る病態ですが，その診断基準を 表1 [3] に示します．心臓カヘキシーに陥ると交感神経の活動が亢進して炎症性サイトカインが増加し，インスリン抵抗性が増大するため体タンパク質の異化と脂肪分解が亢進します．同様に骨量も減少します．炎症性サイトカインが増加する理由は，心不全症状によって腸管浮腫が起こり，消化管の透過性が亢進して腸内のグラム陰性菌

表1 カヘキシーの診断基準

1. 慢性疾患の存在
2. 12 カ月以内に 5％以上の体重減少または BMI＜20 kg/m²
3. 以下の 1)～5) の項目のうち 3 つを満たすこと
   1) 筋力低下
   2) 倦怠感
   3) 食欲不振
   4) 除脂肪量指標の低下
   5) 生化学指標異常 (a, b, c のいずれか)
      a. 炎症亢進: CRP＞5.0 mg/dL, インターロイキン-6＞4.0 pg/mL
      b. ヘモグロビン＜12 g/dL
      c. 血清アルブミン＜3.2 g/dL

(Evans WJ, et al. Clin Nutr. 2008; 27: 793-9[3]より引用)

に由来するエンドトキシンが血中に流出し，これが細胞のサイトカインを産生させる，と考えられています[4].

# 1 慢性心不全の場合

## 1 骨格筋量が減少して，骨格筋自体の質も低下する

心不全の病態下では体タンパク質の異化を亢進させるコルチゾール，カテコラミン，炎症性サイトカインの血中濃度が上昇します．一方で体タンパク質の同化を亢進するテストステロンの血中濃度は低下します．そのため同化と異化のバランスが崩れて異化に偏り，骨格筋量が減少します[5].さらにカヘキシーの状態になると，筋肉の量だけではなく，質の低下も起こると報告されています[6].

## 2 脂肪組織が減少する

カヘキシーの状態で交感神経系が亢進してカテコラミンが上昇すると，炎症が亢進して TNF-α (tumor necrotic factor-α; 腫瘍壊死因子) が誘導されます．それによってリポタンパクリパーゼの活性が亢進して，脂肪組織中の脂肪の分解が進みます．さらにインスリン抵抗性によって脂肪分解を阻止する作用が低下するため，脂肪分解がさらに進行することになります．

# 2 急性心不全の場合

急性心不全患者は，慢性心不全患者でみられる代謝異常が急速に引き起こされる

| 表2 | 急性心不全において栄養状態を悪化させる要因（慢性心不全と比較して） |
| --- | --- |

1. 炎症性サイトカイン，カテコラミン系，ナトリウム利尿ペプチド系のさらなる活性化によるタンパク質異化，脂肪分解の亢進
2. 努力呼吸による呼吸筋仕事量の増加
3. 肝うっ血によるアルブミン生成低下
4. 腸管浮腫による栄養素の吸収低下
5. 食事摂取量の減少

(日本心不全学会ガイドライン委員会，編. 心不全患者における栄養評価・管理に関するステートメント. 2018. p.24[7]より引用)

ため，さらに栄養状態が悪化しやすい状態です．急性心不全の栄養状態を悪化させる要因を 表2 に示します[7]．低アルブミン血症が進行すると予後が悪化することがわかっていますので[8]，十分量の食事が摂取できない場合は速やかに経腸栄養あるいは静脈栄養を実施しなければなりません．

## B 心不全患者にはどんな栄養補給法が適切だろう？

### 1 経口摂取を優先する

　心不全においても，経口摂取が最優先されるのはいうまでもありません．「食べる」という行為は，経腸栄養では実感できない視覚・嗅覚・触覚を通して神経系を活性化し，生理的な消化液の分泌，良好な消化管運動を促します．味わうことで脳が刺激され，認知機能のリハビリテーションの役割も担います[9]．また，唾液分泌を促し口腔内の清潔を維持できます．したがって，摂食認知機能や嚥下機能が保たれていれば，最優先は経口摂取です．病院では減塩を基本にした「心臓高血圧食」などが用意されていると思いますが，これはうっ血性心不全や高血圧症，腎性浮腫の患者さんに対応した食事内容です．キーとなるのは塩分制限で，『急性・慢性心不全診療ガイドライン（2017年改訂版）』では，「1日6g未満」が推奨されています[10]．各病院ではエネルギー量を調整した数段階の心臓高血圧食が準備されていると思いますので，体格や必要量に合わせて選択しましょう．

### 2 経口摂取での栄養療法が難しければ経腸栄養を選択する

　経口摂取が不十分，あるいはできない場合，次に選択するのは経腸栄養です．一

般に 1.0 kcal/mL のエネルギー密度の半消化態（ポリペプ）栄養剤を第一選択として投与します．一方で，心不全の症状が増悪している時は腸管浮腫の合併が推察され，消化・吸収能の低下が予想されます．この状態で半消化態栄養剤を投与すると，下痢を起こすことがあります．そのような場合は，成分栄養剤あるいは消化態（ペプチド）栄養剤への変更を考えましょう．ただしそれぞれの栄養剤を投与した比較研究では，下痢を始め在院日数や感染症の発症率，死亡率には，成分栄養剤，消化態栄養，半消化態栄養剤の間に有意な差がなかったことが報告されています[11]．効果には個体差もありますので，半消化態栄養剤で開始して，下痢を認める場合は変更するというスタンスで良いかもしれません．

また，重症時は水分制限も要求されます．その場合は 1.5～2.0 kcal/mL に調整した濃縮タイプの栄養剤が有利です．例えば 1500 kcal/日を投与する場合，1.0 kcal/mL の栄養剤に含まれる水分量は約 1250 mL，1.5 kcal/mL では 750 mL，2.0 kcal/mL の場合は 560 mL 程度です．いずれの場合も 10～20 mL/時の速度でごくゆっくりと，200～300 mL/日から投与を開始して，消化管症状をみながら連日 10 mL/時ずつ増速・増量して，数日～1 週間程度かけて必要量まで増量しましょう．一方で過度の水分制限にならないよう，追加水で調整しましょう．

経腸栄養開始にあたってさらに注意が必要なことがあります．経腸栄養剤が消化管に流入すると，消化管の酸素消費量が増大して腸管への血流量が増加しますが，心不全の病態下では心拍出量が低下しているため，腸管血流の需要を満たせない場面が起こり得ます．すると血圧が低下して腸管虚血となり，ひいては腸管壊死を引き起こすリスクがあります．重症病態時に腸管壊死を起こした場合の死亡率は 58%との報告[12]もあり，避けなければならない合併症です．このような理由で，重症患者の栄養療法ガイドライン[13]および A. S. P. N. ガイドライン[14]では，循環動態不安定な患者，つまり高用量の昇圧剤投与，大量輸液，大量輸血が必要な場合に対しては，経腸栄養の開始を控えることが推奨されています．症状が改善して上記の治療の必要がなくなり，平均血圧 60 mmHg 程度となれば，血行動態が安定したと判断して慎重に経腸栄養投与を開始します．早期栄養介入管理加算の条件に縛られて，リスクの高い状態で経腸栄養を開始することは避けましょう．

投与中の体位にも留意が必要です．胃食道逆流による誤嚥を防ぐために，原則通り上体を 30～45°挙上したセミファーラー位とします．

非侵襲的陽圧換気（noninvasive positive pressure ventilation: NPPV）を実施している場合にも注意が必要です．エアは気管内だけではなく消化管にも流入するため，胃内圧が上がって胃食道逆流から誤嚥性肺炎を発症する可能性があります．しかし NPPV ガイドラインでは，経口摂取ができない場合の栄養管理方法として経

腸栄養を推奨しています[15]．リスクを理解して，慎重に投与しましょう．

　もうひとつ，これは心不全患者に限りませんが，胃内残量が問題になることがあります．海外の複数のガイドライン[16]では胃内残量が 500 mL 以内であれば中断せず継続することが推奨されますが，体格の違いもあり，筆者は 200 mL 以上，目安として 50 mL のシリンジに抵抗なくすーっと引けるようなら投与を 1 回スキップするようにしています．

## 3　経腸栄養ができない状況では静脈栄養を実施しよう

　消化管出血やイレウスの合併などで経腸栄養自体がリスクになる患者さんに対しては，静脈栄養を実施します．一般的な原則と同様，十分な経口/経腸栄養管理ができるまでの期間が 2 週間以内と見込まれる場合は末梢静脈栄養輸液（peripheral parenteral nutrition: PPN），それ以上と予想される場合は中心静脈栄養輸液（total parenteral nutrition: TPN）を選択します．糖質と電解質だけではなく，アミノ酸を含むことが絶対条件で，原則脂肪乳剤を併用します．ただし，PPN の場合は制限があり，パレプラス，ビーフリードなどアミノ酸を含む末梢静脈用栄養輸液は，うっ血性心不全患者への投与は禁忌です．理由は，栄養輸液の浸透圧が高いため（浸透圧比 3），血管内に水を引き込んで血漿量を増量させ，心不全の病態を悪化させる可能性があるからです．したがって，末梢静脈用栄養輸液を使わずかつ栄養治療効果が得られる処方を組み立てなければなりません．例えば，高糖質濃度の維持液にアミノ酸製剤，脂肪乳剤を組み合わせて処方することになりますが，いずれにしても適切な水分投与量の範囲内で，末梢静脈から必要量を充足する栄養輸液を投与することは困難です．

　TPN の場合はどうでしょう．心不全患者に標準的な組成の製剤を投与することに問題はありません．TPN 基本液＋アミノ酸製剤，あるいは TPN キット製剤に，脂肪乳剤（さらに製剤によっては総合ビタミン剤，微量元素製剤）を組み合わせて，グルコース濃度を段階的に上げることで，必要栄養量を確保することができます．体格や水分制限の程度に応じて，基本量として 2000 mL/日あるいは 1600 mL/日投与した時に 1 日に必要な微量栄養素を含む TPN キット製剤を選択するか，または 1100 mL あるいは 1200 mL の微量栄養素を含まない TPN キット製剤に総合ビタミン剤，微量元素製剤を溶解して調整する方法を選択します．いずれの場合も禁忌の病態がなければ脂肪乳剤を併用します．

　心腎症候群に陥っている場合は通常のキット製剤は使わず，腎不全用の TPN 基本液あるいは 50％グルコース液に電解質を添加して，NPE/N 比 300〜500 になる

ようアミノ酸投与量を減量・調整します．この場合も禁忌の病態がなければ脂肪乳剤を併用し，総合ビタミン剤は開始時から連日，微量元素製剤は腎障害の程度によって2~3日に1回投与するようにしています．

> **Memo ☞ 心腎症候群（cardiorenal syndrome: CRS）とは**
>
> 　心機能と腎機能は密接に関連しており，両機能が低下した状態を心腎症候群とよびます．これは急性発症か慢性発症か，また心機能と腎機能のどちらの機能低下が先行した病態かによってCRS type 1~4に，さらに全身性疾患が原因で心機能および腎機能が障害されるtype 5と合わせた5種類に分類され，このうちCRS type 1は急性心機能障害から急性腎障害をきたした病態，CRS type 2は慢性心機能障害から慢性腎臓病をきたした病態です．
>
> 　CRSを引き起こすとそれぞれ単独の病態より予後が悪いため，それぞれのtypeに応じた薬剤投与や血液透析などの治療が必要です．栄養療法に関しては，急性腎障害あるいは慢性腎臓病に即した職種や栄養剤，輸液製剤を選択する必要があります．

## C 急性心不全の重症度ステージごとの栄養療法はどう考えれば良いだろう？

　心不全の重症度は，ACCF/AHA: 米国心臓病学会財団/米国心臓協会（American College of Cardiology Foundation/American Heart Association）のステージ分類，NYHA: ニューヨーク心臓協会（New York Heart Association）心機能分類などがありますが，ここでは『急性・慢性心不全診療ガイドライン（2017年改訂版）』の分類に従って，ステージA~Dの4段階に分類する方法で進めてゆきます 図1 [10]．各ステージの症状の概要は，ACCF/AHAと同様に，

　「ステージA　器質的心疾患のないリスクステージ」: リスク因子をもつが，器質的心疾患がなく，心不全症候のない患者

　「ステージB　器質的心疾患のあるリスクステージ」: 器質的心疾患を有するが，心不全症候のない患者

　「ステージC　心不全ステージ」: 器質的心疾患を有し，心不全症候を有する患者（既往も含め）

　「ステージD　治療抵抗性心不全ステージ」: 年間2回以上の心不全入院を繰り返

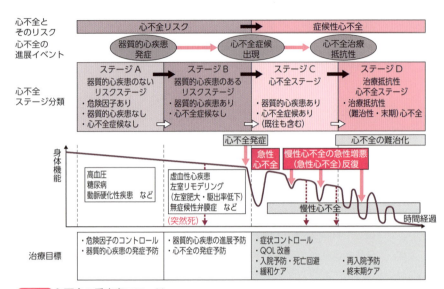

**図1 心不全の重症度ステージ**
〔厚生労働省．脳卒中，心臓病その他の循環器病に係る診療提供体制の在り方に関する検討会．脳卒中，心臓病その他の循環器病に係る診療提供体制の在り方について（平成29年7月）より改変〕

し，あらゆる薬物・非薬物治療にもかかわらずNYHA心機能分類Ⅲ度より改善しない患者

と定義されます．

## 1 ステージA，Bの場合

　脳梗塞の合併など摂食嚥下機能を障害する合併症がない限り，経口摂取が可能な患者さんがほとんどです．推定必要量に応じた食事での栄養管理が基本ですが，ポイントは減塩です．減塩しすぎも心血管イベントと関連することが報告されており[17]，目標値はいまだ結論に達していませんが，本邦のガイドラインでは1日6g未満と設定しています．ステージA，Bで推奨される食事療法[18]を 表3 にまとめました．なお，水分制限は原則として不要です．

## 2 ステージC，Dの場合

　十分に食べることができない場合が多く，一部～全体の栄養管理に経腸栄養あるいは静脈栄養療法を要します．重症患者に関連した複数のガイドラインでは，静脈

**表3** 心不全ステージ A，B における食事療法の推奨

- 普通体重（BMI 18.5〜24.9 kg/m²）を維持するための適切なエネルギー摂取
- 野菜・果物を多く摂取する
- 全粒穀物，食物繊維を含む食品を摂取する
- 魚を多く摂取する
- 飽和脂肪酸は総エネルギー摂取量の 7％未満，トランス脂肪酸は 1％未満，コレステロールは 300 mg/日未満に控える
  - 脂身の少ない肉を選ぶ
  - 低脂肪・無脂肪の牛乳，乳製品を選ぶ
  - 水素添加物（マーガリンなど）の摂取を控える
- 清涼飲料水（加糖飲料）の摂取を控える
- 塩分摂取を控える（食塩摂取量は 1 日 6 g 未満）
- アルコール摂取を控える（純アルコールとして 1 日 30 g 未満）
- 健康的な食事パターンを心掛ける

（McClave SA, et al. JPEN J Parenter Enteral Nutr. 2009; 33: 277-316[14]より引用）

栄養より経腸栄養が推奨され[19]，できるだけ早く，遅くとも治療開始から 48 時間以内の経腸栄養法が推奨されています．ただし，これらのガイドラインが対象とした患者の疾患は頭部外傷，消化管術後，急性膵炎などであり，心不全患者は含まれていません．心不全の重症例も同じ考え方で良いでしょうか．前述の通り，血行動態が不安定な重症患者への経腸栄養投与は腸管壊死を引き起こすリスクもあるため，この原則が適用できない場合もあります．

　静脈栄養についてはどうでしょうか．EPaNIC trial では，経腸栄養で不足するエネルギー量を 48 時間以内に静脈栄養で補充する群（early 群）と，不足しても 8 日間は静脈栄養での補充を行わない群（late 群）とで比較した結果，early 群で感染症発症率が上昇し，人工呼吸器装着期間および ICU 滞在日数が長期化したと報告されました[20]．一方，経腸栄養が相対的禁忌の症例を対象とした Early PN trial では，早期から静脈栄養を開始しても予後は悪化しないことが示されました[21]．両 trial の対象患者は BMI 28 と過体重であり，結果をそのまま日本人に適用できるかはわかりませんが，個人的には循環動態がある程度保たれていれば，静脈栄養をためらう必要はないと考えています．ただし，適用する場合は状態を診ながら少量から段階的に増量する必要があることは，いうまでもありません．

## 3 ▶ 栄養投与量を設定しよう

　エネルギー量を設定し，それを三大栄養素で分配するやり方は重症心不全患者でも同様です．心不全患者の安静時のエネルギー消費量は，健常者に比べて 18％上昇していると報告されています[22]ので，それを加味した目標量を設定します．ただし，

心不全以外の重症患者での調査で，栄養治療開始から1週間程度は必要量の70%程度にとどめたほうが死亡率が低かったことが報告されており[23]，重症心不全患者においても，急性期は目標エネルギー量より若干抑えた投与が無理がないかもしれません．

たんぱく質の必要量について心不全患者を対象とした研究はなく，至適投与量は確定していませんが，急性期は抑えたエネルギー投与量に合わせてやや少なく，以後は合併症の有無や低Alb血症の程度を加味しながら投与量を調整します．

塩分投与量について，慢性心不全では過剰摂取が病態を悪化させる因子であることがわかっていますが，急性心不全患者を対象とした研究はありません．経口摂取で栄養管理されている場合，厳格な塩分制限＋水分制限は摂食量が低下して低栄養を招くことにもなり，現状では急性期の至適塩分量は確定されていません．

## D 慢性心不全の栄養療法はどうすればいいのだろう？

### 1 慢性心不全の病態と栄養学的な問題点を理解しよう

慢性心不全は，症状の増悪と寛解を繰り返しながら徐々に心機能が低下して，身体機能や栄養状態の低下をきたす進行性の病態です．栄養状態の指標となる血清Alb値やコレステロール値は，心不全患者の年齢や重症度とは独立した予後予測因子となる[24,25]ことが知られており，栄養状態を悪化させず良好に保つことが必要です．

ステージCでも病態が安定している場合は経口摂取に問題はなく，栄養状態が保たれていることが多いため，塩分制限が中心になります．ただし，塩分制限が原因で食欲が低下するようなら本末転倒であり，減塩を多少緩めてもエネルギー確保を優先します．また，サルコペニアの合併も多く，慢性心不全患者の25〜50%で合併していると報告されています[26]．筋肉量が減少して筋力が低下し身体活動能力が低下すると，生活の質が低下します．サルコペニアが進行するとさらに食事の摂食量が低下して，骨格筋だけではなく脂肪や骨量も減少し，栄養状態はさらに悪化して心臓カヘキシーに陥るリスクが高くなります．これを避けるためには，最適な薬物療法と同時に栄養療法・運動療法を並行して行うことが重要です[27]．

目安になるのがBMIですが，どれくらいに保つのが適切でしょうか．心不全患者に関しては，BMIが低いほど予後は悪く，高いほど良いことが報告され[28]，

"obesity paradox" として知られています．本邦での検討でも BMI が高いほど心臓死，非心臓死を含めた総死亡率が低いという結果でした[29]．以上より，欧州のガイドライン（ESC ガイドライン）では BMI 35 未満であれば，減量は推奨されません[30]．この BMI の指標を日本人にそのまま当てはめるには無理がありそうですが（例えば身長 170 cm の場合，100 kg までなら減量不要），過体重の患者さんに対して一律に減量を強要することは避けたほうが良さそうです．

## 2 具体的にどんな栄養療法が適切だろう

　基本的な栄養療法の考え方は同じです．前述の通り，心不全患者では基礎代謝が亢進しているため，必要エネルギー量は通常時より増大します．間接熱量測定法で安静時代謝量を算出して，これに活動係数をかけて求める方法が最も正確ですが，現実的ではなく，現場では Harris-Benedict（H-B）の式で求めた基礎代謝量に活動係数とストレス係数をかけて算出しています．慢性心不全患者のストレス係数（SF）については明確な値は示されていませんが，筆者らは症状の程度や合併症に応じて 1.1～1.3 を用いています．計算に用いる体重は現体重と IBW を比較して軽いほう，あるいは体液貯留がない時の通常時体重を用います．

　たんぱく質の必要量は，慢性疾患に伴う異化亢進を考慮して 1.2～1.5 g/kg が推奨されています[31]．当然，ステージ 3b 以上の慢性腎臓病を合併している場合は 0.6～0.8 g/kg に制限しますが，その場合もサルコペニアやフレイルを引き起こさないよう，30 kcal/kg 以上の十分なエネルギー摂取が推奨されます．

　塩分制限と水分制限についてはどう考えれば良いでしょうか．塩分は水分の体内貯留を促進し，実際，塩分・水分制限の不徹底が心不全増悪の誘因として最も多いことから，制限は必要です．しかし，特定の推奨量は確立されておらず，本邦のガイドラインでは 1 日 6 g 未満，重症例ではより厳格な制限を検討すると記載されています．一方で必要以上の減塩は，食欲を低下させ栄養状態の悪化を招くため，食欲低下を起こさない範囲内で調整しましょう．

　水分摂取量も塩分と同様に制限されることが多いのですが，体液の恒常性維持を保てないほどの制限は好ましくありません．とくに 75 歳以上の高齢者では最低でも 25 mL/kg/日が必要です[32]．心不全患者の水分制限についてのエビデンスはなく，ESC ガイドラインでも「過剰摂取を控えること，重症患者は 1.5～2.0 L/日の制限を考慮しても良い」という記載にとどまっています．逆に，高齢者では口渇感が低下するために適切な飲水を勧める必要があります．重症心不全のために希釈性低ナトリウム血症を引き起こしている場合には制限が必要ですが，過度な制限は行

わないよう注意しましょう.

実際の症例で栄養治療計画を立ててみましょう.

## 症 例

71歳，男性，身長 176.0 cm，体重 64.9 kg，IBW 68.1 kg，BMI 21.0，腹部膨満あり

**入院病名** 急性心不全

**基礎疾患** 大動脈弁狭窄症兼閉鎖不全症，高血圧症，糖尿病，アルコール性認知症

**現病歴** 要介護2，デイサービスを利用して自宅で生活していた．
〇月〇日，朝から元気がなく食欲も低下し，背部痛・起坐呼吸を認めたため，近医を受診．酸素飽和度の低下（72%），両側背部湿性ラ音聴取，両下腿浮腫を認め，胸部 X 線検査で左肺野全体の透過性低下を認めたため，当院を紹介受診．急性心不全の診断で同日入院となった．

### 《入院時の検査所見》

**血液検査** ChoE 139 U/L，ALP（JSCC）159 U/L，AST 12 IU/L，ALT 6 IU/L，LDH 190 U/L，γ-GTP 12 U/L，Alb 1.5 g/dL，BUN 24.6 mg/dL，Cr 1.48 mg/dL，eGFR 37.2 mL/分/BSA，K 3.69 mmol/L，Na 140.7 mmol/L，CRP 9.19 mg/dL，BS 171 mg/dL，WBC 6400/μL，Hb 8.2 g/dL，Plt 15.8万/μL，BNP 5631.2 pg/mL

**胸部〜骨盤 CT** 心拡大，両側胸水，受動性無気肺，両肺に小葉間隔壁肥厚を伴う肺門側優位の consolidation，全身皮下浮腫 ⇒ 肺水腫/心不全疑い

### 《入院後の経過》

リザーバーマスクで高容量（15 L/分）の酸素投与が開始されたが酸素飽和度は改善せず，NPPV（noninvasive positive pressure ventilation; 非侵襲的陽圧換気）マスクを装着．ところが，装着に拒否が強く継続できなかったため，気管挿管，人工呼吸器管理を開始した．冠動脈造影検査で有意狭窄を認めたが，急性冠症候群の原因ではないと判断された．右内頸静脈よりスワン-ガンツカテーテルを挿入．

入院2日後に意思疎通が可能な意識状態となり，自発呼吸確認後に一旦挿管を抜管したが，翌日不穏状態となり酸素化が低下し，再挿管．入院5日目よりハンプ投

与を開始した．入院時から糖電解質輸液と薬剤溶解用の生理食塩液，および鎮静目的のプロポフォールが投与されている．

## ▶患者さんの必要栄養量を算出しよう

実体重のほうが IBW より軽いため実体重を用いますが，胸水および全身浮腫を認めるため，さらに減量して 60 kg で算出することにします．

### 1）総エネルギー必要量（TEE）

基礎代謝量（BEE）は，H–B 式を用いて **1293 kcal/日**．活動係数（AF）はベッド上安静かつ年齢を考慮して 1.1，ストレス係数（SF）は心不全に伴う慢性的な代謝亢進を予測して 1.2 として

**TEE＝1293×1.1×1.2＝1707 kcal/日**

### 2）たんぱく質必要量

入院時腎機能障害を認めていますが，数日後には eGFR は 47.2 に改善．一時的な AKI（急性腎障害）と判断し，著明な低 Alb 血症も認めることから，たんぱく質必要量は 1.2 g/kg として

**1.2×60＝72 g/日**

### 3）脂質必要量

TEE の 25％として **1707×0.25≒427 kcal ⇒ 47 g**

### 4）糖質必要量

TEE からたんぱく質と脂質のエネルギー量を差し引いて

**1707−(72×4+47×9)＝996 kcal ⇒ 249 g/日**

### 5）ビタミン・微量元素必要量

特に欠乏はないと推察して，1 日必要量を充足する量

### 6）水分必要量

水分制限が必要であり，25 mL/kg として

**60 kg×25 mL＝1500 mL/日**

## ▶現在の栄養投与内容を検討してみよう

開始液（ソルデム 1 号）500 mL＋維持液（ソリタ T3 号）500 mL＋生理食塩液 330 mL＋プロポフォール 280 mL が投与されていました．

輸液量は 1610 mL，エネルギー量 421 kcal，アミノ酸 0 g，脂肪 28 g（プロポフォールより），グルコース 22.8 g，Na 113.3 mmol，K 10 mmol です．

合計エネルギー量は推定必要量の約 25％，アミノ酸は含まず，脂質は必要量の約 6 割（静脈栄養時の必要量として TEE の 15％とすると，255 kcal≒28 g を満た

す），糖質量はごくわずかです．ビタミン・微量元素は当然含まず，電解質も Na の
みを必要量相当含有するだけです．エネルギー源の多くは貯蔵脂肪の β 酸化で得ら
れたアセチル CoA を利用することになりますが，グルコース由来のオキザロ酢酸
が不足しているため TCA 回路に組み込まれず，ケトーシスを引き起こす可能性が
あります．

## ▶適切な栄養療法を組み立てよう

　現時点では気管挿管・人工呼吸器管理が実施されていて，経口摂取ができる状況
ではありません．原則では経腸栄養療法が勧められますが，全身浮腫を伴う急性心
不全の病態なので腸管浮腫も予想されます．また鎮静下で腸管運動不全をきたして
いる可能性があります．経腸栄養投与を実施するとしても少量にとどめ，静脈栄養
療法をメインとしたほうが良さそうです．

### 1）静脈栄養で組み立てる場合

　PPN と TPN，どちらが適切でしょうか．水分制限があり十分量の栄養投与が必
要な病態では，PPN での管理はムリです．そもそもアミノ酸を含有する末梢栄養輸
液は，うっ血性心不全患者への投与は禁忌なので，そうすると例えば，フィジオ
ゾール 3 号 1000 mL＋アミパレン 400 mL＋10％イントラリポス 100 mL の処方
が精一杯です．その時の栄養量は，680 kcal，アミノ酸 40 g，脂肪 20 g，グルコー
ス 100 g，Na 35 mmol，K 20 mmol，輸液量は 1500 mL であり，必要エネルギー
量の 4 割，すべての栄養素が不足します．数日間の管理が限界です．ということで
TPN での処方を考えましょう．水分制限をしながら，5 大栄養素を必要量相当含有
する処方を組み立てます．

　最終投与量として，ピーエヌツイン 3 号 1200 mL＋アミパレン 200 mL＋20％
イントラリポス 100 mL＋ビタジェクト 1S＋ミネラミック 1 A　とすると栄養量は，
エネルギー量 1440 kcal，アミノ酸 60 g，脂肪 20 g，グルコース 250.4 g，Na 51
mmol，K 30 mmol，輸液量は 1500 mL となり，水分量を制限しながら必要エネ
ルギー量の 8 割程度を確保できます．また，ビタミン・微量元素は 1 日必要量を充
足します．

　実際に投与する場合は，それまでわずかなグルコースのみを含む輸液で管理され
ていたので，グルコース濃度を徐々に上げる必要があります．例えば，

　　　1 日目: ソルデム 3AG 1000 mL＋アミパレン 200 mL＋20％イントラリポス 100 mL;
　　　　　　580 kcal，グルコース 75 g
　　　2 日目: エルネオパ NF1 号 1000 mL＋20％イントラリポス 100 mL;
　　　　　　760 kcal，グルコース 120 g

**表4** 中心静脈栄養: 投与案

| | TPN 処方 | 液量<br>(mL) | 熱量<br>(kcal) | アミノ<br>酸 (g) | 脂質<br>(g) | 糖質<br>(g) | Na<br>(mmol) |
|---|---|---|---|---|---|---|---|
| 1 日目 | Sol3AG 1000 mL＋AP 200 mL＋20 % IL 100 mL | 1300 | 580 | 20 | 20 | 75 | 70 |
| 2 日目 | LNeoNF1 号 1000 mL＋20% IL 100 mL | 1100 | 760 | 20 | 20 | 120 | 50 |
| 3 日目 | LNeoNF2 号 1000 mL＋20% IL 100 mL | 1100 | 1040 | 30 | 20 | 180 | 50 |
| 4 日目～ | PNT3 号 1200 mL＋AP 200 mL＋20 % IL 100 mL＋VJ 1S＋MM 1A | 1500<br>＋α | 1440 | 60 | 20 | 250.4 | 51 |

Sol3AG: ソルデム 3AG, LNeoNF: エルネオパ NF, IL: イントラリポス, PNT: ピーエヌツイン, AP: アミパレン, VJ: ビタジェクト, MM: ミネラミック

3 日目: エルネオパ NF2 号 1000 mL＋20％イントラリポス 100 mL;

1040 kcal, グルコース 180 g

4 日目から上記最終投与量に変更すると無理がないでしょう. 投与案を **表4** にまとめます.

開始から維持量に到達して, その後数日間は連日血糖値を測定して, 180 mg/dL を超えないよう, 必要に応じてインスリンで調整しましょう.

## 2) 経腸栄養で組み立てる場合

治療が奏効して心不全の症状が軽快し, 腸管浮腫の改善が期待できるようになれば経腸栄養での管理も可能です. また, 水分制限が必要な病態に対してもエネルギー密度の高い栄養剤を使うことで調整しやすいという利点もあります. 心不全の症状が完全に回復していなくても循環動態が安定していれば, 下痢の有無や程度などを確認しながら少量でも消化管への栄養剤投与を試みましょう. 栄養投与の目的だけでなく, 消化管の形態や機能など integrity 維持のためにも有用です.

具体的な投与手順としては, 原則どおり 8 Fr あるいは 10 Fr の経鼻栄養カテーテルを挿入して, 少量・低速から栄養剤の投与を開始し, 連日増量・増速しながら 5～7 日間かけて目標量に到達します. 例えば 300 kcal/200 mL の製品を使用して, 最終投与量を 6 パックとすると, エネルギー量は 1800 kcal, たんぱく質 90 g, 脂質 39.6 g, 糖質 264 g, 食塩 4.08 g 相当量となります. 栄養剤に含まれる水分量は 900 mL ですので, 必要量を充足するために 200 mL×3 回の追加水を投与しましょう. 最終量に到達するまでは末梢静脈輸液を併用して, 不足分の補充に努めます. 投与案を **表5** にまとめます.

**表5** 経腸栄養管理: 投与案

|  | 経腸栄養剤 | 末梢静脈輸液 | 液量 (mL) | 熱量 (kcal) | たんぱく質 (g) | 脂質 (g) | 糖質 (g) |
|---|---|---|---|---|---|---|---|
| 1日目 | CZ-Hi1.5 200 mL×1 | PSS 3号 1000 mL AP 200 mL, 20% IL 100 mL | 1450 | 780 | 35 | 26.6 | 144 |
| 2日目 | CZ-Hi1.5 200 mL×2 | PSS 3号 1000 mL AP 200 mL, 20% IL 100 mL | 1600 | 1080 | 50 | 33.2 | 188 |
| 3日目 | CZ-Hi1.5 200 mL×3 | PSS 3号 500 mL AP 200 mL, 20% IL 100 mL | 1250 | 1380 | 65 | 39.8 | 182 |
| 4日目 | CZ-Hi1.5 200 mL×2 +CZ-Hi1.5 400 mL×1 | PSS 3号 500 mL AP 200 mL | 1300 | 1480 | 80 | 26.4 | 226 |
| 5日目 | CZ-Hi1.5 200 mL×1 +CZ-Hi1.5 400 mL×2 | PSS 3号 500 mL | 1250 | 1700 | 75 | 33 | 270 |
| 6日目～ | CZ-Hi1.5 400 mL×3 | 終了 | 900 | 1800 | 90 | 39.6 | 264 |

PSS: フィジオゾール, AP: アミパレン, IL: イントラリポス
CZ-Hi1.5: 300 kcal/200 mL

## 3) 実際の栄養治療経過

　入院3日後にPICCを挿入，入院6日目よりTPNを開始して **表4** に準じて投与量を調整しました．ただしプロポフォールが継続されている間は脂肪乳剤の投与を控えました．さらに1週間後，心不全の症状が軽快傾向となったため経腸栄養剤300 kcal/日を20 mL/時の低速で開始．連日増速・増量して合計エネルギー量が1700 kcal/日程度となるよう，TPNを調整しながら経腸栄養に移行しました．呼吸状態も改善し，抜管．ST評価後，入院4週目より1食からゼリー状の栄養補助食提供を開始して，誤嚥のないことを確認しながら段階的に回数・食事形態を変更．経口摂取での不足分は経腸栄養で補充しました．経鼻栄養カテーテルが嚥下時の支障になる場合は，抜去して静脈栄養で補ったほうが良いと思います．最終的に食事だけで平常時の栄養必要量を充足［軟菜食・米飯小盛（1500 kcal/日）をほぼ全量摂取］できる状態となり，退院されました．

## まとめ

　急性・慢性心不全ともに，低体重は独立した予後規定因子です．低栄養が進行し

て心臓カヘキシーの状態に陥ることがないよう，必要十分量の経口摂取ができない期間は適切な投与ルートから適切な栄養療法を実施して，低栄養の進行防止に努めましょう．

## 📖 文　献

1) Anker SD, Ponikowski P, Vaeney S, et al. Wasting as independent risk factor for mortality in chronic heart failure. Lancet. 1997; 349: 1050-3.

2) Takiguchi M, Yoshihisa A, Miura S, et al. Impact of body mass index on mortality in heart failure patients. Eur J Clin Invest. 2014; 44: 1197-205.

3) Evans WJ, Morley JE, Argiles J, et al. Cachexia: a new definition. Clin Nutr. 2008; 27: 793-9.

4) Niebauer J, Volk HD, Kemp M, et al. Endotoxin and immune activation in chronic heart failure: a prospective cohort study. Lancet. 1999; 353: 1838-42.

5) Pasini E, Aquilani R, Dioguardi FS, et al. Hypercatabolic syndrome: molecular basis and effects of nutritional supplements with amino acids. Am J Cardiol. 2008; 101: 11E-15E.

6) Anker SD, Awan JW, Volterrani M, et al. The influence of muscle mass, strength, fatigability and blood flow on exercise capacity in cachectic and non-cachectic patients with chronic heart failure. Eur Heart J. 1997; 18: 259-69.

7) 日本心不全学会ガイドライン委員会，編. 心不全患者における栄養評価・管理に関するステートメント. 2018. p.24.

8) Nakayama H, Koyama S, Kuragaichi T, et al. Prognostic value of rising serum albumin during hospitalization in patients with acute heart failure. Am J Cardiol. 2016; 117: 1305-9.

9) Amella EJ. Factors influencing the proportion of food consumed by nursing home residents with dementia. J Am Geriatr Soc. 1999; 47: 879-85.

10) 日本循環器学会/日本心不全学会合同ガイドライン. 急性・慢性心不全診療ガイドライン（2017 年改訂版）. 2017.

11) Word Health Organization. Obesity: preventing and managing the global epidemic. Report of a WHO Consultation（WHO Technical report series 894）http://www.who.int.nutrition/publications/obesity/WHO_TRS_894/en/（2018 年 3 月閲覧）

12) Loene M, Bachis C, Baumastarck K, et al. Outcome of acute mesenteric ishchemia in the intensive care unit; a retrospective, multicenter study of 780 cases. Intensive Care Med. 2015; 41: 667-76.

13) Berger MM, Berger-Gryllaki M, Wiesel PH, et al. Intestinal absorption in patients after cardiac surgery. Crit Care Med. 2000; 28: 2217-23.

14) McClave SA, Martindale RG, Vanek VW, et al. A. S. P. N. Board of Directors. Guidelines for the provision and assessment of nutrition support therapy in the adult critically ill patients: Society of Critical Care Medicine（SCCM）and American Society for Parenteral and Enteral Nutrition（A. S. P. N.）. JPEN J Parenter Enteral Nutr. 2009; 33: 277-316.

15) 日本呼吸器学会. NPPV（非侵襲的陽圧換気療法）ガイドライン（改訂第 2 版）. 東京: 南江堂; 2015.

16) Martindale RG, McClave SA, Vaneck VW, et al. American College of Critical Care Medicine. Guidelines for the provision and assessment of nutrition support therapy in the adult critically ill patient: Society of Critical Care Medicine and American Society for Parenteral and Enteral Nutrition: Exesutive Summary. Crit Care Med. 2009; 37: 1757-61.

17) O'Donnell M, Menta A, Rangarajan S, et al. PURE Investigations. Urinary sodium and potassium excretion, mortality, and cardiovascular events. N Engl J Med. 2014; 371: 612-23.

18) Lichtenstein AH, Apple LJ, Brends M, et al. American Heart Association Nutrition Committee. Diet and lifestyle recommendations revision 2006: a scientific statement from the American Heart Association Nutrition Committee. Circulation. 2006; 114: 82-96.

19) 日本集中治療医学会重症患者の栄養管理ガイドライン作成委員会. 日本版重症患者の栄養療法ガイドライン. 日本集中医誌. 2016; 23: 185-281.

20) Casaer MP, Mesotten D, Hermans G, et al. Early versus late parenteral nutrition in critically ill adults. N Engl J Med. 2011; 365: 506-17.

21) Doig GS, Simpson F, Sweetman EA, et al. Early PN Investigators of the ANZICS Clinical Trials Group.

22) Poehlman ET, Scheffers J, Gottlieb SS, at al. Increased resting metabolic rate in patients with congestive heart failure. Ann Intern Med. 1994; 121: 860-2.

23) Walker RN, heuberger RA. Predictive equations foe energy needs for the critically ill. Respir Care. 2009; 54: 509-21.

24) Uthamalingam S, Kandala J, Daley M, et al. serum albumin and mortality in acutely decompensated heart failure. Am Heart J. 2010; 160: 1149-55.

25) Rauchhaus M, Clark AL, Doehner W, et al. The relationship between cholesterol and survival in patients with chronic heart failure. J Am Coll Cardial. 2003; 42: 1933-40.

26) Fulster S, Tacke M, Sandek A, et al. Muscle wasting in patients with chronic heart failure: result from the studies investigating so-morbidities aggravating heart failure (SICA-HF). Eur Heart J. 2013; 34: 512-9.

27) von Haehling S, Anker SD. Treatment of cachexia: an overview of recent developments. J Am Med Dir Assoc. 2014; 15: 866-72.

28) Anker SD, Ponikowski P, Verney S, et al. Wasting as independent risk factor for mortality in chronic heart failure. Lancet. 1997; 349: 1050-3.

29) Hamaguchi S, Tsuchihashi-Makaya M, Kinugawa S, et al; JCARE-CARD Investigators. Body mass index is an independent predictor of long-term outcomes in patients hospitalized with heart failure in Japan. Circ J. 2010; 74: 2605-11.

30) McDonagh TA, Metra M, Adamo M, et al. 2021 ESC guidelines for the diagnosis and treatment of acute and chronic heart failure: developed by the task force for the diagnosis and treatment of acute and chronic heart failure of the European Society of Cardiology (ESC) with the special contribution of the Heart Failure Association (HFA) of the ESC. Eur Heart J. 2021; 42: 3599-726.

31) Deutz NE, Bauer JM, Barazzoni R, et al. Protein intake and exercise for optimal muscle function with aging: recommendations from the ESPEN Expert Group. Clin Nutr. 2014; 33: 929-36.

32) ASPEN Bored Director. Nutrition Support Dietetics Core Curriculum. 2nd ed. ASPEN; 1993.

**【病態編】** 様々な病態下での栄養療法を実施するために必要なこと

## 第6章 肝性脳症を伴う非代償性肝硬変患者の栄養療法

　肝臓は栄養代謝の中心的な役割を担っています．そのため，肝機能が障害されると様々な代謝異常が引き起こされます．とくに肝硬変では，分岐鎖アミノ酸（branched chain amino acid: BCAA）の減少，尿素回路の機能障害，貯蔵グリコーゲンの減少と糖の利用障害，といった代謝異常によって，体タンパク質量が減少し，血中アンモニア濃度の上昇によって肝性脳症を引き起こし，また短時間栄養素を摂取/投与しないだけで飢餓状態となるなどの代謝異常が起こり，これらによって QOL は低下します．

　肝硬変患者への栄養管理は，適切なエネルギー量を投与し，不足している BCAA を補って体タンパク質合成およびアンモニア処理能を改善し，絶食時間を短縮して早朝の飢餓状態を防ぐ，といったことがポイントになります．

　一方，非代償性肝硬変により肝性脳症を発症した病態時には，合成二糖類や非吸収性抗菌薬などの薬物療法とともに，栄養投与としての窒素源を大幅に減量して適量の BCAA で補うという栄養管理方法の変更が必要になります．

　肝硬変患者の代謝異常を理解して，肝性脳症を伴う非代償性肝硬変患者さんの具体的な栄養管理方法を考えましょう．

## A なぜ肝硬変患者では血中 BCAA が低下するのだろう？

　BCAA つまりバリン，ロイシン，イソロイシンの 3 種類のアミノ酸はいずれも体

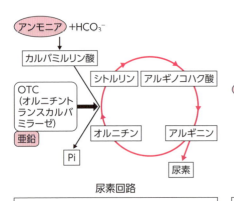
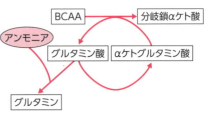

**図1** 尿素回路とグルタミン合成系
(片山和宏．総説 肝硬変診療における亜鉛の意義．亜鉛栄養治療．2018; 9: 4-13[1]より改変)

内で必要な量を合成できない必須アミノ酸に分類されます．肝硬変患者でBCAAの血中濃度が低下する主な原因は，アンモニアの代謝異常にあります．健常人では，体内で発生したアンモニアの約半分を尿素回路で尿素に変えて無毒化し，尿中に排泄します．残り半分は主に骨格筋のグルタミン合成系でグルタミン酸に取り込まれ，グルタミンを合成することで処理されます **図1**．そしてこのグルタミン合成系は，BCAAを分岐鎖ケト酸にする反応を伴うためBCAAが消費されます．肝硬変によって尿素回路の機能が低下するとグルタミン合成系で処理されるアンモニアの割合が増え，BCAAの消費量が増大するため欠乏状態に陥ることになります．一方，合成されたグルタミンは消化管でエネルギー源として消費されますが，その際アンモニアを放出します．つまり，グルタミン合成系で血中のアンモニアは一旦隠れた状態になりますが，無毒化されたわけではありません．

## B BCAAが低下すると体内でどんな不都合が起こるのだろう？

　筋肉や酵素など体内のタンパク質は，20種類のアミノ酸がペプチド結合で多数がつながった重合体です．それぞれのタンパク質は，特定部分の遺伝情報をコードしたmRNAの情報に基づいたアミノ酸配列で，アミノ酸が伸長するわけですが，

| 9種類 | 必須アミノ酸<br>体内で作れない | 11種類 | 非必須アミノ酸<br>体内で作れる |
|---|---|---|---|
| 1 | バリン ┐ | 1 | アラニン |
| 2 | ロイシン ├ BCAA | 2 | アルギニン |
| 3 | イソロイシン ┘ | 3 | アスパラギン |
| 4 | ヒスチジン | 4 | アスパラギン酸 |
| 5 | リジン(リシン) | 5 | システイン |
| 6 | メチオニン | 6 | グルタミン |
| 7 | フェニルアラニン | 7 | グルタミン酸 |
| 8 | スレオニン(トレオニン) | 8 | グリシン |
| 9 | トリプトファン | 9 | プロリン |
|  | EAA | 10 | セリン |
|  |  | 11 | チロシン |

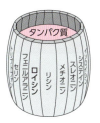
十分な体タンパク質を生成できる

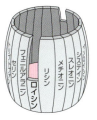
十分な体タンパク質を生成できない

**図2** カラダを作るアミノ酸 20 種類

20種類のアミノ酸のいずれかひとつでも不足していると，そのアミノ酸が律速段階となってタンパク質の合成量が制限されることになります 図2．肝硬変の病態下で必須アミノ酸である BCAA 量が不十分な状況では，これが体タンパク質合成の律速段階となり，必要十分量を合成できません．さらに BCAA は mTOR（mammalian target of rapamycin）*を介して体タンパク質合成の指令を細胞に伝える働きをしていることもわかっています[2]．つまり BCAA が不足すると，タンパク質合成の材料が不足するだけではなく，タンパク質合成のためのシグナル伝達の機能にも影響を及ぼします．例えばアルブミンの合成量が減少すると，膠質浸透圧が低下して，必要な血漿量を血管内に保持することができなくなり，体液が間質や腔内に移行して浮腫や腹水・胸水を引き起こします．また薬物などのキャリアとしての役割を十分に発揮できず，薬物動態や栄養素の代謝状況に影響します．実際，肝硬変患者に対して BCAA 製剤を投与した群と，窒素源量を同じにした通常の食事群とを比べた試験[3]では，BCAA 投与群のほうがイベントフリーでの生存率が有意に高かったことが示されています．さらにそのサブ解析[4]で，発がん頻度の高い肥満患者に BCAA 製剤を投与すると，発がん頻度が非肥満患者と同じレベルに低下することも報告されています．

> **Memo ☞** *mTOR
> 　栄養状態や細胞内のATP量などの情報を感知して，細胞の成長や増殖に関与するリン酸化酵素．リボゾームでのタンパク質合成（翻訳）に関連するタンパク質を活性化する作用をもつ．

## 【病態編】

様々な病態下での栄養療法を実施するために必要なこと

## C 肝硬変患者では，なぜ糖の利用障害が起こるのだろう？

　生命活動が行われている間，つまり生きている限り，常にエネルギー通貨としてのATP（アデノシン三リン酸）の供給が必要です．そして三大栄養素の中でATP産生のために優先的に利用されるのは糖質です．食後，食事由来の血中グルコースは細胞内に取り込まれ，解糖系からTCA回路を経て電子伝達体に水素原子を受け渡し，ATPを産生します．食事から時間が経過してグルコースの血中濃度が低下すると，糖の貯蔵体であるグリコーゲンをグルコースに変えて利用します．グリコーゲンは主に肝臓と筋肉内で合成され，肝臓には肝重量の8％＝100〜120 gが，筋肉内には筋重量の2％＝約300 gが貯蔵されています．このグリコーゲンすべてを全身で利用できるわけではなく，筋肉にはグルコースに変換するための最終酵素グルコース-6-フォスファターゼが存在しないため，グルコース6リン酸で反応は停止します．そのため細胞内から血中に移動することができず，筋肉内のグリコーゲンは筋肉内だけで利用されます．一方，肝臓には同酵素が存在していてグルコースにまで変換されるため，血中に移動して全身で利用されます．

　肝硬変患者では，肝実質の重量が減少しているためグリコーゲンの貯蔵量も減少します．したがって，少ないグリコーゲンで賄う必要がありますが，肝硬変ではインスリン抵抗性を合併していることが多く，末梢組織へのグルコースの取り込みが障害されています[5]．実際，肝硬変患者の半数〜2/3の患者が経口糖負荷試験で耐糖能異常を示すことが報告されています[6]．一方で，肝硬変患者の末梢組織でのグルコースの利用は遅延しながらも亢進している[7]ため，需要に対して供給が間に合わない状況になります．以上により，肝硬変患者では3食摂食していても夕食後から翌日の朝食までの絶食によって，早朝のエネルギー代謝状態は飢餓に近い状態になります[8]．これを緩和するためには，夜間の食事（late evening snack: LES）が有効であることが報告[9]されています．

## D1 肝硬変患者ではなぜ血中亜鉛濃度が低下しやすいのだろう？

　亜鉛は主に十二指腸から上部空腸で吸収され，余剰分は膵液などによって消化管に分泌され，腸管から吸収されなかった分とともに糞便中に排泄されます．亜鉛は

約300種類の酵素活性や体タンパク質の構造を維持するために重要な役割を担っていて，成長や免疫機能にも関与しています．通常アルブミンと結合して血中を移動しますが，血中アルブミン濃度が低い状態では代わりにアミノ酸と結合して運搬されるため，腎臓からの排泄量が増加します．したがって，低アルブミン血症を呈することの多い肝硬変患者では血中亜鉛濃度が低下します．また，血中亜鉛濃度は血中アルブミン濃度，総分岐鎖アミノ酸/チロシン比（branched chain amino acids/tyrosin molar ratio: BTR）と正の相関を，プロトロンビン時間国際標準化（prothrombin time-international normalized ratio: PT-INR），血中アンモニア濃度，総ビリルビン，ASTとは逆相関を示すことが報告されています[10]．

## D2 亜鉛が欠乏すると肝硬変の病態にどんな影響があるのだろう？

体内で発生する有害なアンモニアの無毒化に肝臓の尿素回路が主役を担っていることは，前述のとおりです．肝硬変では尿素回路の機能が低下しますが，これは亜鉛欠乏にも一因があります．肝臓に到達してグルタミン酸から遊離されたアンモニアは重炭酸イオンと結合してカルバミルリン酸になり，オルニチンと結合してシトルリンになって尿素回路に組み込まれますが 図1 ，この反応を触媒する酵素オルニチントランスカルバミラーゼ（OTC）は亜鉛酵素であるため，亜鉛が欠乏すると酵素活性が低下して尿素回路の反応が滞り，結果，高アンモニア血症を引き起こします．増加した血中アンモニアは別の反応系，つまり筋肉内のグルタミン合成系で処理されることになりますが，産生されたグルタミンが代謝される時にアンモニアを発生するため，血中アンモニアの絶対量は低下しないことになります．したがって，アンモニアの無毒化，つまり尿素回路の機能を回復するためには，血中亜鉛濃度を正常範囲内に保つことも必要です．

## E 肝硬変患者の栄養代謝の特徴をおさえよう

肝硬変の患者さんの栄養状態を悪化させる原因に立ち返ってみましょう．肝臓は数多くの役割を担っていますが，栄養状態に関していえば，摂食量を低下させる根本的な原因である食欲にも関連しています．肝硬変では満腹感の伝達物質であるコ

レシストキニンの代謝が損なわれてサイトカインの分泌が亢進するため，視床下部の食欲中枢が抑制されます．腹水や腸管浮腫を合併するとさらに食欲が低下します．そうすると身体活動量も低下して，サルコペニアを引き起こしてしまいます．肝硬変患者の骨格筋減少率は年率 2.2％で，これは高齢者の約 2 倍であること[11]，肝硬変患者のサルコペニア合併率は 48.1％と一般人よりも高いこと[12]が報告されています．また，胆管閉塞を伴うと脂質や脂溶性ビタミンの吸収障害をきたします．治療に必要なラクツロースや食物繊維の多い食事は，便中への窒素排泄量を増加させます[13]．グリコーゲンの貯蔵量減少と糖質の利用障害によって短時間の絶食で飢餓状態となるため，それを補うために体タンパク質や貯蔵脂肪の分解が進みます．一方で，肝硬変患者の約 1/3 では，エネルギー必要量が Harris-Benedict（H-B）式で求めた予測安静時エネルギー消費量の 120％以上に亢進していて，多くの患者さんでエネルギー不足であったことが報告されています[14]．

　以上より，肝硬変患者は栄養学的なリスクが高く，適切な栄養療法が不可欠です．

## F　肝性脳症を繰り返す肝硬変患者には，どんな栄養療法が適切だろう？

　肝性脳症の原因は，脳内でのアンモニアとグルタミンの濃度が上昇することに加えて，GABA レセプターが障害されるためと考えられています[15]．肝性脳症を発症している時はアミノ酸不耐症があると考え，たんぱく質の投与制限が必要です．具体的にはたんぱく質量は不可避窒素損失量程度の 0.5～0.7 g/kg に抑えて，BCAA を強化したアミノ酸輸液や経腸栄養剤を併用します[16]．例えば，肝不全用の経腸栄養剤であるアミノレバン EN，ヘパン ED は，Fischer 比（BCAA/AAA*比）がそれぞれ 40，61 に調整されていて，肝性脳症の発症を伴う慢性肝不全患者に有効です．

　　[*AAA: aromatic amino acid　芳香族アミノ酸]

　ただし，一般的な経腸栄養剤と比較してアミノ酸バランスが薬理学的なレベルまで大幅に変更されているため，体タンパク質の合成など通常のアミノ酸の役割を果たすには適切ではありません．肝性脳症が改善して経口摂取が可能になれば，十分量のたんぱく質を含む肝硬変食に変更して，LES として 200 kcal 程度の栄養補助食品を追加（肝不全用が望ましいが標準組成でも可）するか，経腸栄養管理が続くなら標準的な経腸栄養剤へ切り替えてゆきます．

　一方，アミノ酸代謝がある程度保持されている肝硬変患者では，健常者よりたん

ぱく質の必要量は増加しており[17]十分量の投与が必要です．筆者らは1.2〜1.3 g/kgを基準に投与量を設定しています．

肝性脳症を伴う場合でも，明らかな低栄養を呈する患者ではたんぱく質の制限が栄養状態を悪化させることになるため，大幅な制限は控えます[18]．

エネルギー投与量については，肝硬変患者の総エネルギー消費量は安静時エネルギー消費量の1.3倍と見積もられており，肥満がなければ35 kcal/kg（現体重）を基準とし，飢餓状態を防ぐために3〜5回の分割食と就寝前の軽食（LES）が推奨されています[19]．

以上を踏まえて，肝性脳症を発症した肝硬変患者さんの栄養療法を考えてゆきましょう．

## 症例

74歳，女性，身長152.5 cm，体重49.4 kg，IBW 51.5 kg，BMI 21.2，腹部膨満あり

**入院病名** 難治性肝性脳症

**基礎疾患** 非代償性肝硬変（NASH*疑い）　肝細胞癌（RFA**後）　高血圧症　大動脈弁閉鎖不全症

*NASH: non-alcoholic steatohepatitis，非アルコール性脂肪肝炎
**RFA: 経皮的ラジオ波焼灼療法（radiofrequency ablation）

**現病歴** 要介護1，訪問介護やディサービスを利用しながら自立して生活し，基礎疾患に対して近医に通院していた．

数日前よりせん妄症状・傾眠傾向が出現．自宅で倒れているところを訪問介護士が発見し，当院救急外来へ搬送．血液検査で高アンモニア血症（188 µg/dL）を認めたため，肝性脳症の診断でモリヘパミン500 mLを2日間投与．アンモニア値は改善（52 µg/dL）し，アミノレバンENを処方して入院から1カ月目に退院した．

退院から12日後，手の震え，失禁，多弁など異常行動が出現したため当院を受診．モリヘパミン500 mL点滴投与後症状は改善し帰宅したが，さらに3日後，自宅で倒れているところを発見され，当院へ救急搬送された．高アンモニア血症を認め，肝性脳症の診断で入院した．

## 《入院時の検査所見》

**血液検査** T-bil 8.6 mg/dL, ChoE 42 U/L, ALP（JSCC）346 U/L, AST 59 IU/L, ALT 29 IU/L, LDH 298 U/L, γ-GTP 16 U/L, TP 6.1 g/dL, Alb 2.1 g/dL, アンモニア 211 μg/dL, BUN 41.8 mg/dL, Cr 0.75 mg/dL, eGFR 57.3 mL/分/BSA, K 4.62 mmol/L, Na 138.2 mmol/L, CRP 0.28 mg/dL, BS 176 mg/dL, WBC 6800/μL, Hb 8.6 g/dL, Plt 9.4万/μL

**頭部 CT/MRI 検査** 頭蓋内に新たな出血や新鮮梗塞巣は認めない

**胸部～骨盤 CT** 肝硬変, 門脈圧亢進, 門脈圧亢進性胃腸症, 高度脾腫, 傍食道静脈瘤, 大量腹水

## 《入院後の経過》

入院後絶飲食. モリヘパミン 500 mL を含む末梢静脈輸液投与で血清アンモニア値は正常化（73 μg/dL）し, 同時に意識レベルも改善した. 肝硬変食 1400 kcal が提供されたが, 摂食量は不十分（2割程度）だったため, アミノレバン EN 1包が処方され, モリヘパミン点滴投与も継続した. その後アミノレバン EN は 3包/日に増量され, 主治医からは食事よりアミノレバン EN を優先して摂食するよういわれたため, 何とか服用していた（そのため肝硬変食はほとんど食べられなかった）. さらに BCAA 製剤であるリーバクト® 3包/分3 も追加処方された. 数日後, 意識レベルが低下し, 血清アンモニア値が再上昇（180 μg/dL）した.

### ▶患者さんの必要栄養量を算出しよう

現体重のほうが IBW より軽いため現体重を用いますが, 大量の腹水があり, さらに 2～3 kg 減量して 47 kg で算出することにします.

#### 1）総エネルギー必要量（TEE）

基礎代謝量（BEE）は, H-B 式を用いて **1051 kcal/日**. 活動係数（AF）はベッド上安静かつ年齢を考慮して 1.1, ストレス係数（SF）は肝硬変に伴う慢性的な代謝亢進があると推察して 1.2 として

TEE＝1051×1.1×1.2＝1387 kcal/日

#### 2）たんぱく質必要量

肝性脳症発症時は 0.6 g/kg に制限して BCAA を補充するため, BCAA 以外の必要量は

0.6×47≒28 g/日

肝性脳症改善後はたんぱく質を制限する必要はなく, むしろ体タンパク質合成能

**表1** 血清アンモニア値が再上昇した時の栄養投与/摂取内容

| | エネルギー (kcal) | たんぱく質 (g) [うち BCAA] | 脂質 (g) | 糖質 (g) |
|---|---|---|---|---|
| 肝硬変食 1400 kcal | — | — | — | — |
| アミノレバン EN 3 包（150 g） | 639 | 40.5 [5.56] | 11.1 | 94.5 |
| リーバクト 3 包 | 16 | 4.0 [4.0] | 0 | 0 |
| モリヘパミン 500 mL | 152 | 37.925 [13.78] | 0 | 0 |
| 合計 | 807 | 82.425 [23.34] | 11.1 | 94.5 |

の低下を補うために 1.2 g/kg として

$1.2 \times 47 \fallingdotseq 56$ g/日

**3) 脂質必要量** TEE の 25％として

$1387 \times 0.25 \fallingdotseq 347$ kcal $\Rightarrow$ 39 g

**4) 糖質必要量**

肝性脳症発症のため投与たんぱく質の制限が必要な場合は

$1387 - (28 \times 4 + 39 \times 9) = 924$ kcal $\Rightarrow$ 231 g/日

肝性脳症改善後は

$1387 - (56 \times 4 + 39 \times 9) = 812$ kcal $\Rightarrow$ 203 g/日

**5) ビタミン・微量元素必要量** 1 日必要量を充足する量 ただし，血中亜鉛濃度の低下があれば補充

**6) 水分必要量** 必要量は 35 mL/kg として

$47 \times 35 = 1645$ mL/日

## ▶現在の栄養投与内容を検討してみよう

　提供内容は，肝硬変食 1400 kcal，アミノレバン EN3 包，リーバクト 3 包，モリヘパミン 500 mL でした．このうち肝硬変食は全く摂取できていなかったため，実際の摂取栄養量は **表1** のとおりです．合計エネルギー量は 807 kcal で推定必要量の 6 割弱，脂質（11.1 g），糖質（94.5 g）量ともに不十分です．一方，たんぱく質/アミノ酸量は 82.4 g（うち BCAA が 23.34 g）と過剰であり，体重当たりのアミノ酸投与量は 1.75 g/kg に相当する量です．エネルギー量が不十分なだけではなく，三大栄養素のバランスも悪く，BCAA を強化した窒素源が大幅に増量されて

いるため，NPE/N 比は（807−82.425×4）/（82.425×0.16）≒36.2 と極めて低い値です．ビタミン，微量元素，ミネラルに関しては，アミノレバン EN にある程度含まれていますが，1 日必要量は満たしません．

　肝硬変患者への BCAA 補充は基本的な治療のひとつですが，BCAA もアミノ基をもつアミノ酸ですので不足分を補う量を超えた過剰な BCAA はほかのアミノ酸と同様，代謝の過程でアンモニアを産生します．入院経過中に一旦改善した血清アンモニア値が再上昇したのは，BCAA を強化した製剤の処方量が過剰であったことが一因と推察されます．

## ▶肝性脳症発症時はどんな栄養管理が適切だろうか

### 1）高アンモニア血症があっても経口摂取が可能な場合

　病院食を中心に，適量の BCAA 強化剤（輸液，経腸栄養剤，BCAA 製剤）を組み合わせた栄養処方を考えます．例えば，本症例の場合，1400 kcal，たんぱく質必要量 30 g＋BCAA を満たすために，当院の約束食事箋でたんぱく質を制限した肝臓食 900 kcal（たんぱく質 30 g）を選択してアミノレバン EN 2 包を併用すると，エネルギー量は 1326 kcal と必要量相当，脂質・糖質量ともに適切ですが，たんぱく質が 57 g と BCAA を強化しているとはいえ過剰です 表2-①．アミノレバンEN はたんぱく質含有量がエネルギー比率の約 25% に強化されているため，組み合わせによっては窒素負荷がかかる場合があります．血清アンモニア値が上昇している病態で総たんぱく質量を制限したい場合は，ヘパン ED〔窒素源（アミノ酸）のエネルギー比率 14.4%〕を用いたほうが，推定必要量に近い栄養組成に組み立てやすくなります 表2-②．

　次は経口摂取が困難な場合の経腸栄養と静脈栄養をそれぞれ組み立ててみましょう．

### 2）経鼻栄養カテーテルを挿入して経腸栄養管理を実施する場合

　標準組成の栄養剤はたんぱく質を強化したものが多いため，肝性脳症発症時はたんぱく質量を制限した腎不全用経腸栄養剤と，BCAA を強化した肝不全用栄養剤を組み合わせた処方にすると調整が容易です．例えば，リーナレン® MP 2 P＋リーナレン LP 2 P＋アミノレバン EN 2 包　とすると

　エネルギー量 1226 kcal，たんぱく質 45.2 g（うち BCAA は 16.0），脂質 29.8 g，糖質 193 g となります 表3-①．アミノレバン EN 2 包をヘパン ED 2 包に変更すると，窒素負荷を抑えながら必要エネルギーを確保できます 表3-②．とはいってもアミノレバン EN とヘパン ED の両者を採用されていることはまれだと思います．自院の製剤の特徴を把握して調整しましょう．なお，投与する際，異なる

**表2-①** 経口栄養での栄養管理例（アミノレバン EN を併用する場合）

| | エネルギー (kcal) | たんぱく質（g）[うち BCAA] | 脂質（g） | 糖質（g） |
|---|---|---|---|---|
| 肝硬変食 900 kcal | 900 | 30 | 30 | 150 |
| アミノレバン EN 2 包（100 g） | 426 | 27 [12.2] | 7.4 | 63 |
| 合計 | 1326 | 57 [12.2＋α] | 37.4 | 213 |


**表2-②** 経口栄養での栄養管理例（ヘパン ED を併用する場合）

| | エネルギー (kcal) | たんぱく質（g）[うち BCAA] | 脂質（g） | 糖質（g） |
|---|---|---|---|---|
| 肝硬変食 900 kcal | 900 | 30 | 30 | 150 |
| ヘパン ED 1 包（80 g） | 310 | 11.16 [5.4] | 5.25 | 61.7 |
| 合計 | 1210 | 41.16 [5.4＋α] | 35.25 | 211.7 |


**表3-①** 経腸栄養での栄養管理例（アミノレバン EN を併用する場合）

| | エネルギー (kcal) | たんぱく質（g）[うち BCAA] | 脂質（g） | 糖質（g） |
|---|---|---|---|---|
| リーナレン MP 2 P（250 mL） | 400 | 14 [2.96] | 11.2 | 60 |
| リーナレン LP 2 P（125 mL） | 400 | 4 [0.88] | 11.2 | 70 |
| アミノレバン EN 2 包（100 g） | 426 | 27.2 [12.2] | 7.4 | 63 |
| 合計 | 1226 | 45.2 [16.0] | 29.8 | 193 |


**表3-②** 経腸栄養での栄養管理例（ヘパン ED を併用する場合）

| | エネルギー (kcal) | たんぱく質（g）[うち BCAA] | 脂質（g） | 糖質（g） |
|---|---|---|---|---|
| リーナレン MP 2 P（250 mL） | 400 | 14 [2.96] | 11.2 | 60 |
| リーナレン LP 2 P（125 mL） | 400 | 4 [0.88] | 11.2 | 70 |
| ヘパン ED 2 包（160 g） | 620 | 22.32 [10.79] | 10.5 | 123.4 |
| 合計 | 1420 | 40.32 [14.63] | 32.9 | 253.4 |

**表4** 静脈栄養での栄養管理例

| | エネルギー (kcal) | たんぱく質(g) [うち BCAA] | 脂質 (g) | 糖質 (g) |
|---|---|---|---|---|
| エルネオパ NF 1号 1000 mL | 560 | 20 [6.0] | 0 | 120 |
| フィジオゾール 3号 500 mL | 200 | 0 | 0 | 50 |
| モリヘパミン 500 mL | 151.7 | 37.925 [13.775] | 0 | 0 |
| 20%イントラリポス 100 mL | 200 | 0 | 20 | 0 |
| 合計 | 1111.7 | 57.925 [19.775] | 20 | 170 |

栄養剤を混合すると配合変化を起こす可能性がありますので，投与するタイミングを分けて投与しましょう．

### 3) CVC を挿入して静脈栄養で管理する場合

エルネオパ NF1 号 1000 mL＋フィジオゾール 3 号 500 mL＋20%イントラリポス 100 mL＋モリヘパミン 500 mL を処方すると

エネルギー量 1111.7 kcal，アミノ酸 57.925 g（うち BCAA 19.775），脂質 20 g，糖質 170 g となります **表4**．エネルギー量は不足しますが，肝性脳症発症時は窒素負荷が過剰にならないよう，アミノ酸量を基準に組み立てます．またこの処方ではビタミン，微量元素は 1 日必要量の半量しか含有していませんので週 2〜3 回の頻度で総合ビタミン剤，微量元素製剤の追加補充を考慮します．

ちなみに，ごく短期間で経口摂取の回復が期待され，末梢静脈栄養で管理する場合の処方例としては

フィジオゾール 3 号 1000 mL＋アミパレン 200 mL＋20%イントラリポス 100 mL＋モリヘパミン 500 mL とすると

エネルギー量 893 kcal，アミノ酸 57.925 g（うち BCAA 19.775），脂質 20 g，グルコース 100 g となります．

## 《その後の経過》

本症例は肝性脳症治療のために BCAA を強化した複数種の製剤を投与し，その経過中に，高アンモニア血症が再燃して意識障害が悪化しました．投与継続によって全身状態はさらに悪化し，肝不全の終末期として看取りの方針となり，少量の糖電解質輸液管理に変更されました．一方，モリヘパミンの点滴静注が中止され，ま

たアミノレバン EN およびリーバクトの服用ができなくなったことで，逆に血清アンモニア値は低下し，間もなく意識レベルが改善しました．その後は少量から病院食の提供を開始して，最終的に眠前の軽食（late evening snack: LES）を含む肝硬変食 1400 kcal（たんぱく質 60 g，脂質 40 g，糖質 200 g）をほぼ全量摂取できるようになりました．BCAA 補充のためにはリーバクト 3 包/日（1 包中 BCAA を 4.0 g 含有）を処方しました．

　また，血清亜鉛値が 21 μg/dL と著しく低下していたため，亜鉛製剤であるノベルジン錠 25 mg 2T/日を処方．内服開始後亜鉛の血中濃度は徐々に上昇し，80 μg/dL 以上を維持できるよう調整しています．以後高アンモニア血症の再燃はなく，経口摂取良好により自宅に退院されました．

## まとめ

　肝硬変患者の代謝異常の特徴と，肝性脳症発症時の栄養療法の考え方を解説しました．肝性脳症発症時とそれ以外の安定時ではたんぱく質の投与量や組成を変える必要があります．安定した代償性肝硬変では低下したタンパク質合成能を補うために十分なたんぱく質の投与が必要ですが，高アンモニア血症に伴う肝性脳症発症時は，通常のたんぱく質投与量を減量したうえで BCAA を補充することがポイントになります．ただし，BCAA であっても過剰投与は逆に病態を悪化させることもあり，症状を診ながら適切量の補充を心掛けましょう．

## 文　献

1) 片山和宏. 総説 肝硬変診療における亜鉛の意義. 亜鉛栄養治療. 2018; 9: 4-13.
2) Kawaguchi T, Izumi N, Charlton MR, et al. Branched-chain amino acids as pharmacological nutrients in chronic liver disease. Hepatology. 2011; 54: 1063-70.
3) Muto Y, Sato S, Watanabe A, et al. Effect of oral branched-chain amino acid granules on event-free survival in patients with liver cirrhosis. Clin Gastroenterol Hepatol. 2005; 3: 705-13.
4) Muto Y, Sato S, Watanabe A, et al. Overweight and obesity increase the risk for liver cancer in patients with liver cirrhosis and-long term oral supplementation with branched-chain amino acid granules inhibits liver carcinogenesis in heavier patients with liver cirrhosis. Hepatol Res. 2006; 35: 204-14.
5) Shepherd PR, Kahn BB. Glucose transporters and insulin action. N Engl J Med. 1999; 342: 248-57.
6) Megysi C, Samols E, Marks V. Glucose tolerance and diabetes in chronic liver disease. Lancet. 1967; 2: 1051-6.
7) 山下智省, 鈴木千衣子, 谷川幸治, 他. 肝硬変患者における糖負荷後のグルコース利用能の評価. 肝臓. 1999; 40: 636-44.
8) Kato M, Miwa Y, Tajika M, et al. Preferential use of branched-chain amino acids as an

energy substrate in patients with liver cirrhosis. Intern Med. 1998; 37: 429-34.

9) 中屋　豊，大仲政治，伊藤　進，他．肝硬変患者の食事療法—就寝前摂食の必要性．肝胆膵．1999; 38: 801-8.

10) Katayama K, Kawaguchi T, Shiraishi K, et al. The prevalence and implication of zinc deficiency in patients with chronic liver disease. J Clni Med Res. 2018; 10: 437-44.

11) Hanai T, Shiraki M, Ohnishi S, et al. Rapid skeletal muscle wasting predicts worse survival in patients with liver cirrhosis. Hepatol Res. 2016; 46: 743-51.

12) Kim G, Kang SH, Kim MY, et al. Prognostic value of sarcopenia in patients with liver cirrhosis: A systematic review and meta-analysis. PLoS One. 2017; 12: e0186990.

13) Weber FL, Minco D, Fresard KM, et al. Effect of vegetable diets on nitrogen metabolism in cirrhotic subjects. Gastroenterology. 1985; 89: 538-44.

14) Muller MJ, Bottcher J, Selberg O, et al. Hypermetabolism in clinically stable patients with liver cirrhosis. Am L Clin Nutr. 1999; 69: 1194-201.

15) Mas A. Hepatic encephalopathy: from pathophysiology to treatment. Digestion. 2006; 73 (Suppl 1): 86-93.

16) Suzuki K, Endo R, Kohgo Y, et sl. Guideline on nutritional management in Japanese patients with liver cirrhosis from the perspective of preventing hepatocellular carcinoma. Hepatol Res. 2012; 42: 621-6.

17) Cordoba J, Lopez-Hellin J, Planas M, et al. Normal protein for episodic hepatic encephalopathy: results of randomized trial. J Hepatol. 2004; 41: 38-43.

18) Wright G, Jalan R. Dispelling myths in the treatment of hepatic encephalopathy. Lancet. 2005; 365: 431-3.

19) Plauth M, Barnal W, Dasarathy S, et al. ESPEN guideline on clinical nutrition in liver disease. Clin Nutr. 2019; 38: 285-521.

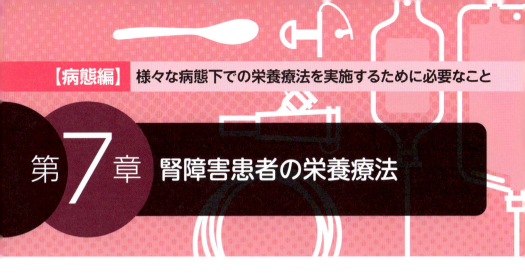

**【病態編】** 様々な病態下での栄養療法を実施するために必要なこと

# 第7章 腎障害患者の栄養療法

入院の原因疾患が何であっても，慢性腎臓病の基礎疾患があったり，侵襲によって急性腎障害を発症する患者さんに遭遇することは少なくありません．ここでは急性腎障害（acute kidney injury: AKI）と慢性腎臓病（chronic kidney disease: CKD），それぞれの代謝の問題点とそれに沿った適切な栄養管理方法について考えてゆきます．

## A 急性腎障害

急性腎障害（AKI）は，数日間から数週間という短期間で急速に腎機能が低下する病態です．国際腎臓病予後改善委員会（Kidney Disease Improving Global Outcomes: KDIGO）による AKI の診断基準[1]では 表1 のように定義されています．

AKI の原因は，腎前性，腎性，腎後性に分類されますが，ICU 領域では，重度の

**表1 急性腎障害の診断基準**

- 48 時間以内に血清クレアチニン値が 0.3 mg/dL 以上上昇した場合
- 過去 7 日以内に血清クレアチニン値がベースライン値から 1.5 倍以上上昇した場合
- 尿量が 6 時間にわたり 0.5 mL/kg/時を下回った場合

〔KDIGO（Kidney Disease Improving Global Outcomes）Acute Kidney Injury Work Group. Kidney Inter. 2012; 2: 1-138[1]より引用〕

外傷や重症疾患，手術などによる腎臓への血液還流量の低下など，腎前性が原因となる場合が多く，ICU 入院患者の 30〜40％が AKI を発症するとも報告されています[2]．発症すると水・電解質の異常，酸塩基平衡障害が急速に進行するため，呼吸・循環・代謝異常に対する治療を行いつつ，AKI を引き起こす原因となった病態に基づいた栄養管理を実施する必要があります．

栄養治療計画を立てるにあたっては，とくに ICU で遭遇する AKI の病態は複雑で，個体差も大きいため，個々の病態を把握したうえで対応しなければなりません．共通の病態として水分の排泄障害，電解質の調節障害，尿素窒素の排泄障害があり，これらは栄養管理をするうえで支障となります．そのため，以前は栄養投与量や電解質を制限した管理が実施されていましたが，近年は持続的血液濾過透析（continuous hemodiafiltration: CHDF）といった持続的腎機能代替療法（continuous renal replacement therapy: CRRT）を導入することで電解質や酸塩基平衡が改善し，循環動態を安定化できるようになったため，適切な栄養療法の実施が可能になりました．必要な症例には十分な血液浄化を行いながら適切な栄養量を投与することが，AKI に対する栄養療法の基本です．

## 1 基本的な栄養療法の考え方

栄養必要量，投与経路はどう決めれば良いでしょうか．

関連学会のガイドラインの栄養に関する項目では次のように記載されています．

『AKI（急性腎障害）診療ガイドライン 2016』[3]

- エネルギーやたんぱく質投与量は，重症度および基礎疾患に応じた栄養療法を推奨する
- 重症 AKI については，可能であれば経腸栄養を実施する
- 高度の電解質異常を伴わなければ，厳しいたんぱく質制限は行わない

『国際腎臓病予後改善委員会（Kidney Disease Improving Global Outcomes: KDIGO）』

- エネルギー摂取量は 20〜30 kcal/kg/日を推奨する
- たんぱく質は，CRRT を必要とせず異化亢進状態でない場合は 0.8〜1.0 g/kg/日を，CRRT を行い異化亢進状態にある場合は最高 1.7 g/kg/日を投与する
- 可能であれば経腸栄養を実施する

いずれのガイドラインも，エネルギー量とたんぱく質量の記載のみで，水分量や電解質投与量など具体的な記載はありません．基本的には腎障害自体にフォーカスを当てるのではなく，原因疾患に準じた栄養管理計画を立てます．もちろん，血清

カリウムやリンが上昇している場合は，これらを減量あるいは含有しない腎不全用の栄養輸液や栄養剤が適切であることはいうまでもありません．また，CRRTを必要とするAKIの症例は経口摂取が困難なことがほとんどですが，その場合の栄養投与ルートは，原則通り可能であれば経腸栄養が推奨されます．

## 2 症例に沿って具体的な栄養治療計画を立ててみよう

### 症例

70歳男性，身長170 cm，体重60 kg，IBW 63.6 kg，胸部大動脈解離（Stanford型）により入院．入院当日，緊急胸部下降大動脈ステントグラフト内挿術を実施．翌日血圧が低下し，血清クレアチニン値が上昇して乏尿となり，腎前性AKIを発症したと診断．補液と利尿剤投与に反応せず，症状が改善しないためCHDFが導入された．

### 《AKI発症時の検査所見》

**血液検査** Cr 3.26 mg/dL（平常時は1.0 mg/dL程度），BUN 114.2 mg/dL，Na 138 mmol/L，K 4.2 mmol/L，Cl 105 mmol/L，P 3.8 mg/dL，Alb 3.0 g/dL

### 《栄養必要量を算出しよう》

#### 1）総エネルギー必要量（TEE）

25 kcal/kg×現体重として

**25×60＝1500 kcal/日**

（H–B式でBEE: **1269 kcal/日**を算出し，AF 1.1，SF 1.2とすると

**1269×1.1×1.2≒1675 kcal/日**）

#### 2）たんぱく質必要量

CHDFを導入しており異化亢進が予想されるため，1.5 g/kg×体重として

**1.5×60＝90 g/日**

#### 3）脂質必要量

TEEの25%として

**1500×0.25＝375 kcal ⇒ 42 g/日**

（静脈栄養の場合はTEEの15%として

$$1500 \times 0.15 = 225 \text{ kcal} \quad \Rightarrow \quad 25 \text{ g/日})$$

### 4）糖質必要量

TEE からたんぱく質と脂質のエネルギーを引いて

$$1500 - (90 \times 4 + 42 \times 9) = 762 \text{ kcal} \quad \Rightarrow \quad 191 \text{ g/日}$$

（静脈栄養の場合は $1500 - (90 \times 4 + 25 \times 9) = 915 \text{ kcal} \quad \Rightarrow \quad 229 \text{ g/日}$）

### 5）ビタミン・ミネラル 「日本人の食事摂取基準」を満たす量

### 6）水分

CHDF が導入されており

体重 kg×（30〜40）mL として $60 \times (30 \sim 40) = 1800 \sim 2400 \text{ mL/日}$

## 《具体的な栄養投与計画を立てよう》

経口摂取で十分な栄養摂取ができる状況は稀であり，経腸栄養と静脈栄養での管理方法を考えましょう．

### ▶経腸栄養療法の場合

血清電解質濃度は正常範囲内であり，標準組成の経腸栄養剤投与に問題はなさそうです．薬剤溶解のための輸液が必要な場合が多いため，1.5 kcal/mL の高エネルギー密度の栄養剤を選択すると，水分調整に有利です．

例えば CZ-Hi1.5（300 kcal/200 mL）を用いる場合，1 パック/日から開始して連日増量し，最終投与量を CZ-Hi1.5　朝・夕：各 2 パック，昼：1 パック　とすると，栄養量は，エネルギー量 1500 kcal，たんぱく質 75 g，脂質 33 g，糖質 220 g，食塩 3.4 g 相当，水分 750 mL　となります．

たんぱく質含有量が必要量を満たしませんので，必要に応じてエネルギー比 25%のオリゴペプチドを含有する消化態栄養剤を短期間使用しても良いかもしれません．

例えば，ペプタメン AF（300 kcal/200 mL）5 パックで調整すると，エネルギー量 1500 kcal，ペプチド 95 g，脂質 66 g，糖質 132.5 g，食塩 6.7 g 相当，水分 775 mL となり，1.58 g/kg のペプチドを投与できます．BUN の値をみながら調整しましょう．

追加水は輸液量を加味して調整します．また，頻回に電解質をチェックして，経過中にカリウムやリン，ナトリウムの上昇を認めれば，一部をたんぱく質含有量の多いほうの「腎不全用」栄養剤に変更して，正常範囲内に維持できるよう調整しましょう．

#### ▶静脈栄養療法の場合

静脈栄養で管理する場合も，一般に標準的な TPN キット製剤での管理が可能です．糖質濃度を段階的に上げながら，アミノ酸輸液，脂肪乳剤を併用します．

例えば最終投与量として，ピーエヌツイン 3 号 1200 mL＋アミパレン 400 mL＋20％イントラリポス 200 mL＋総合ビタミン剤 1 A＋微量元素製剤 1 A　とすると，エネルギー量 1520 kcal，アミノ酸 80 g，脂肪 20 g，グルコース 250.4 g，Na 51 mmol，K 30 mmol，水分 1800 mL＋α（微量栄養素分）　となり，ビタミン，微量元素とも 1 日必要量を充たします．

血清カリウムやリンの上昇がみられれば，腎不全用 TPN 基本液をメインに組み立てて，必要に応じて電解質補正液で調整します．その場合も腎性 AKI でなければアミノ酸製剤は腎不全用を用いる必要はありません．

例えば，ハイカリック RF 500 mL＋アミパレン 600 mL＋20％イントラリポス 200 mL＋総合ビタミン剤 1 A＋微量元素製剤 1 A　とすると，エネルギー量 1440 kcal，アミノ酸 60 g，脂肪 20 g，グルコース 250 g，Na 50 mmol，K 0 mmol，水分 1300 mL＋α（微量栄養素分）　となります．

## B 慢性腎臓病

日本腎臓病学会編『CKD 診療ガイド 2023』（東京医学社; 2023）によると，本邦の慢性腎臓病患者数は約 1480 万人，日本透析医学会の『わが国の慢性透析療法の現況』によると，そのうち維持透析を実施している患者数は 2022 年の時点で 34 万 7474 人と報告されており，しかもその数は年々増加傾向です．そのため CKD を合併している患者さんに対応する機会は珍しくありません．まず CKD の代謝異常を理解したうえで，患者さんの栄養療法を考えてゆきましょう．

### 1 CKD の病期は 5 段階に分類される

慢性腎臓病（CKD）は腎機能が慢性的に低下した病態です．腎障害，慢性糸球体腎炎，腎硬化症などが原因となって引き起こされます．糸球体濾過量（glomerular filtration rate: GFR）の値，つまり腎臓の予備能に応じて 5 段階に分類され，ステージ 3 はさらに 3a，3b に分けられます　表2　．ステージ 3a までは腎機能があ

## 表2 CKD ステージによる食事療法基準

| ステージ（GFR） | エネルギー (kcal/kgBW/日) | たんぱく質 (g/kgBW/日) | 食塩 (g/日) | カリウム (mg/日) |
|---|---|---|---|---|
| ステージ 1　（GFR≧90） | 25〜35 | 過剰な制限をしない | 3≦<br><6 | 制限なし |
| ステージ 2　（GFR 60〜89） | | | | |
| ステージ 3a　（GFR 45〜59） | | 0.8〜1.0 | | |
| ステージ 3b　（GFR 30〜44） | | | | ≦2000 |
| ステージ 4　（GFR 15〜29） | | 0.6〜0.8 | | ≦1500 |
| ステージ 5　（GFR<15） | | | | |
| 血液透析（週3回） | 30〜35 | 0.9〜1.2 | <6 | ≦2000 |
| 腹膜透析 | | | ＊ | 制限なし |

＊PD 除水量（L）×7.5＋尿量（L）×5
（日本腎臓病学会, 編. 慢性腎臓病に対する食事療法基準2014年版. 日腎会誌. 2014; 56: 553-99[4]）
より改変）

る程度保たれているため，栄養管理方法は健常人とほとんど変わりませんが，ステージ 3b 以降は腎障害に関連した代謝栄養障害が発生しやすく，また摂取した栄養素が腎機能に影響して様々な栄養代謝障害を引き起こすリスクが高くなるため，たんぱく質や電解質の調整が必要になります．さらにステージ 5 は，血液透析（hemodialysis: HD）あるいは腹膜透析（continuous ambulatory peritoneal dialysis: CAPD）を導入しているか否かによって，栄養管理方法が変わってきます．

## 2 進行した CKD ではどんな栄養代謝障害が引き起こされるのだろうか

　三大栄養素に関して，タンパク質の代謝では窒素代謝物の排泄・代謝が障害されるため，高尿酸血症とタンパク質代謝産物が貯留します．糖代謝では，腎臓でのインスリン不活性化が遅れ，一方で末梢組織のインスリン抵抗性が増大するため，高インスリン血症を伴う耐糖能障害が発生します．脂質代謝では，尿毒素によってリポプロテインリパーゼや肝トリグリセリドリパーゼ活性が抑制されるため，TG（トリアシルグリセロール），VLDL（超低密度リポタンパク質），LDL（低密度リポタンパク質）の血清濃度が上昇し，逆に HDL（高密度リポタンパク質）濃度は減少します．

　水・電解質代謝にも多くの異常が起こります．水素イオンの尿中排泄が障害され水素イオンの血中濃度が上昇します．電解質バランスを保つために増加した水素イ

オンは細胞内に取り込まれ，アシドーシス傾向となります．一方で水素イオンの代わりにカリウムイオンが細胞内から細胞外へ移動して高カリウム血症をきたします．さらにリンの排泄障害による高リン血症と，それに伴う低カルシウム血症も起こりやすくなります．

エネルギー代謝に関しては，特に透析患者では透析液に関連したサイトカインの影響によって，慢性的に代謝が亢進します．さらに1回4時間の血液透析で9gのアミノ酸が透析液中に漏出する[5]などさまざまな栄養素が透析液中に失われるため，栄養状態が悪化するリスクが高く，HD患者の23～76％，CAPD患者の18～50％に栄養障害があると報告されています[6-8]．

## 3 栄養管理のポイントをまとめよう

基本的には『慢性腎臓病に対する食事療法基準　2014年版』[4]を基に，病態およびステージに応じて熱量，たんぱく質，電解質投与量などを調整します　表2 ．ガイドラインは食事を前提とした指標ですが，経腸栄養，静脈栄養で栄養管理を実施する時の考え方も，基本的には同じです．

### 1 栄養投与経路はどう選択すべきだろうか

摂食認知・嚥下機能が保たれていて消化管にも問題がなく，適切に摂食ができるなら，当然経口での栄養管理を選択します．ステージ3aまでは標準食で問題なく管理できることがほとんどですが，ステージ3b以降は，日本腎臓学会の『エビデンスに基づくCKDガイドライン2023』に基づいて各施設で設定されている「腎不全食」を提供します．摂食量が不十分で必要エネルギー量を満たさない場合は，「腎不全用」経腸栄養剤を経口的栄養補助（oral nutritional supplement: ONS）として併用しましょう．各社たんぱく質含有量が異なる2種類を提供していますので，CKDのステージや食事摂取量に応じて選択します．

経口摂取ができない場合は，CKD患者でも原則通り経腸栄養を選択します．経腸栄養で管理する期間に応じて経鼻栄養カテーテルを挿入するか，あるいは胃瘻を造設するかを考慮しますが，CAPDを実施している場合は腹膜炎の合併率が高まるため，胃瘻造設は禁忌です．

消化管出血やイレウスなどにより経腸栄養での管理ができない，あるいは栄養剤を投与できても不十分な場合は，静脈栄養を選択し，ステージに応じた栄養輸液を処方します．

いずれにしても，病院食，経腸栄養剤，栄養輸液製剤を適切に選択して，患者さ

ん個々の CKD の病態・病期に応じた栄養必要量の充足に努めましょう.

## 2 ステージ別の栄養必要量と具体的な栄養療法を考えよう

### 症例

70 歳男性,身長 170 cm,体重 60 kg,IBW 63.6 kg
eGFR 48 mL/分/BSA,K 4.0 mmol/L

## a) ステージ 1〜3a の場合

### 《栄養必要量を算出しよう》

本症例のステージは eGFR の値から 3a と判断できます.ガイドラインでは,ステージ 3a までは軽度の食塩制限が提示されているだけで,たんぱく質や電解質の制限はなく,必要量は健常人と変わりはありません.算出に用いる体重はガイドラインでは理想体重(IBW)を基準としていますが,低体重の患者さんも多く,現場では IBW と現体重を比較して軽いほうを用いています.

#### 1)総エネルギー必要量(TEE)

30 kcal/kg×現体重として

**30×60=1800 kcal/日**

(H–B 式で BEE **1269 kcal/日**を算出し,AF 1.3,SF 1.1 とすると

**1269×1.3×1.1≒1815 kcal/日**)

#### 2)たんぱく質必要量

1.0 g/kg×体重として

**1.0×60=60 g/日**

#### 3)脂質必要量

TEE の 25%として

**1800×0.25=450 kcal ⇒ 50 g/日**

(静脈栄養の場合は TEE の 15%として

**1800×0.15=270 kcal ⇒ 30 g/日**)

#### 4)糖質必要量

TEE からたんぱく質と脂質のエネルギーを引いて

**1800−(60×4+50×9)=1110 kcal ⇒ 278 g/日**

(静脈栄養の場合は **1800−(60×4+30×9)=1290 kcal ⇒ 322 g/日**)

## 5) ビタミン・ミネラル

「日本人の食事摂取基準」を満たす量

## 6) 水分量

制限の必要はなく，体重 kg×（30～40）mL として

**60×（30～40）＝1800～2400 mL/日**

## 《具体的な栄養療法を考えよう》

### ▶経口摂取が可能な場合

各病院の基準食は，たんぱく質：脂質：糖質＝15：20：65 程度のエネルギー比率に調整されていると思います．

エネルギー量 1800～1900 kcal/日の食事を選択すれば，三大栄養素は必要量にほぼ一致し，ビタミン・微量元素も 1 日必要量を充たすでしょう．

### ▶経腸栄養療法を行う場合

- 標準組成の栄養剤を用います．
- 1 kcal/mL の栄養剤を投与する場合: 1800 mL を投与しますが，たんぱく質がエネルギー比率で 20%程度に強化されている製品が多く，その場合はたんぱく質含有量が 90 g になり 1.5 g/kg に相当します．BUN が上昇するようならたんぱく質含有量 15%以下の製品に変更しましょう．1 kcal/mL の栄養剤の水分含有量は 85%，1500 mL 程度です．不足分 300～900 mL を追加水として別に投与します．
- 1.5 kcal/mL の栄養剤を用いる場合: 1200 mL を投与します．水分含有量は 75%つまり 900 mL と少ないので，不足分 900～1500 mL を追加水で投与します．

いずれの栄養剤を用いる場合も，1 パック/日から低速で開始して，5～7 日間かけて必要量まで増量するのは基本のとおりです．

### ▶静脈栄養療法を行う場合

必要な栄養素を投与するには PPN ではムリです．2 週間以上静脈栄養管理が予想される場合は，TPN 製剤で管理します．原則として腎不全用の TPN 基本液を使う必要はなく，維持液相当のナトリウムやカリウムを含む標準的な TPN キット製剤を選択します．グルコース濃度を徐々に増量して数日間かけて目標量に到達しましょう．

具体的な投与案を **表3** に示します．

**表3** CKD ステージ 3a までの TPN 処方例

| 日数 | 輸液内容 | エネルギー量 (kcal) | アミノ酸 (g) | 脂質 (g) | 糖質 (g) |
|---|---|---|---|---|---|
| 1 日目 | 10%グルコース含有維持液 1500 mL<br>7.5%アミノ酸輸液 400 mL<br>20%脂肪乳剤 100 mL | 960 | 40 | 20 | 150 |
| 2 日目 | エルネオパ NF1 号 2000 mL<br>20%脂肪乳剤 100 mL | 1320 | 40 | 20 | 240 |
| 3 日目 | エルネオパ NF2 号 1000 mL<br>エルネオパ NF1 号 1000 mL<br>20%脂肪乳剤 100 mL | 1600 | 50 | 20 | 300 |
| 4 日目〜 | エルネオパ NF2 号 2000 mL<br>20%脂肪乳剤 100 mL | 1840 | 60 | 20 | 360 |

　カリウム，リン，ナトリウムの血清濃度が高い場合は，次項のステージ 3b 以降の投与案に準じて調整します．

## b) ステージ 3b〜5（維持透析の導入はない）の場合

　同じ症例で，eGFR が 44 mL/分/BSA 以下の場合を考えます．

### 《栄養必要量を算出しよう》

　ステージ 3b 以降になると，栄養素や電解質の制限/調整が必要になります．まず腎臓への負担となる窒素負荷を軽減するために，たんぱく質を不可避窒素損失分程度に減量します．そのことで結果的にリンの投与量も減量します．カリウムはステージに応じて 3b は 2000 mg/日以下，それ以降は 1500 mg/日以下に制限します．水分制限についてはとくに記載はありませんが，尿量が確保されていれば通常通りの方法で，尿量が不十分であれば，前日の尿量＋不感蒸泄量（体重 kg×15 mL）−代謝水量（体重 kg×5 mL）を目安とします．

　上記の症例の eGFR が 25 mL/分/1.73 m$^2$（ステージ 4）の場合を想定して栄養必要量を算出しましょう．

#### 1）総エネルギー必要量（TEE）

30 kcal/kg×現体重として

**30×60＝1800 kcal/日**

（H–B 式で BEE **1269 kcal/日**を算出し，AF 1.3，SF 1.1 とすると

**1269×1.3×1.1≒1815 kcal/日**）

## 2) たんぱく質必要量

0.7 g/kg×体重として

**0.7×60＝42 g/日**

## 3) 脂質必要量

TEE の 25%として

**1800×0.25＝450 kcal ⇒ 50 g/日**

（静脈栄養管理の場合は TEE の 15%として

**1800×0.15＝＝270 kcal ⇒ 30 g/日**）

## 4) 糖質必要量

TEE からたんぱく質と脂質のエネルギーを引いて

**1800－(42×4＋50×9)＝1182 kcal ⇒ 296 g**

（静脈栄養の場合は **1800－(42×4＋30×9)＝1362 kcal ⇒ 341 g/日**）

## 5) ビタミン・ミネラル

「日本人の食事摂取基準」を満たす量

## 6) 水分量

制限の必要がなければ，体重 kg×(30〜40 mL) として

**60×(30〜40)＝1800〜2400 mL/日**

尿量が不十分なら 前日尿量（例えば 600 mL）＋不感蒸泄量－代謝水量として

**600＋60×(15－5)＝1200 mL/日**

## 《具体的な栄養療法を考えよう》

### ▶経口摂取が可能な場合

各病院で設定されている腎臓病食あるいは腎不全食を選択します．エネルギー量，たんぱく質含有量，カリウム含有量を調整した数段階の食事が用意されていると思います．当院であれば，本症例には，腎臓病食 1800 kcal，たんぱく質 50 g，カリウム 1500 mg が適切です．8 割以上を摂食できない場合は摂食できる量に減量して，たんぱく質含有量の少ないほうの「腎不全用」栄養補助食品を ONS として併用しましょう．

### ▶経腸栄養療法を行う場合

「腎不全用」栄養剤を用います．リーナレンを用いる場合，リーナレン MP（たんぱく質含有量 3.5 g/100 kcal）とリーナレン LP（同 1.0 g/100 kcal）があり，両者はたんぱく質とリン，ナトリウムの含有量が異なります．症例の場合，MP だけ

**表4** CKD ステージ 3b 以降: 保存期の経腸栄養剤投与例

| 日数 | 経腸栄養剤 | 輸液内容 | エネルギー (kcal) | たんぱく質 (g) | 脂質 (g) | 糖質 (g) |
|---|---|---|---|---|---|---|
| 1 日目 | R-MP　1-0-1P | 10％グルコース液 1000 mL 腎不全用アミノ酸 輸液 200 mL 20％脂肪乳剤 100 mL | 1057.6 | 28.4 | 31.2 | 160 |
| 2 日目 | R-MP　2-0-2P | 同上 | 1457.6 | 42.4 | 42.4 | 220 |
| 3 日目 | R-MP　2-1-2P R-LP　0-1-0P | 10％グルコース液 500 mL 20％脂肪乳剤 100 mL | 1600 | 37 | 53.6 | 235 |
| 4 日目 | R-MP　2-1-2P R-LP　0-1-1P | 10％グルコース液 500 mL | 1600 | 39 | 39.2 | 270 |
| 5 日目～ | R-MP　2-1-2P R-LP　1-2-1P | 終了 | 1800 | 43 | 50.4 | 290 |

R-MP: リーナレン MP, R-LP: リーナレン LP
R-MP1-0-1P は, リーナレン MP を朝: 1P, 昼: 0P, 夕: 1P の意味

で 1800 kcal 投与するとたんぱく質含有量が過剰 (63 g) になり, LP だけだと不十分 (18 g) です. 当該患者さんのたんぱく質必要量 42 g に近い値になるよう, 組み合わせて投与しましょう.

例えば, リーナレン MP を 5 パック, リーナレン LP を 4 P 投与すると, 栄養量は, エネルギー量 1800 kcal, たんぱく質 43 g, 脂質 50.4 g, 糖質 290 g, 食塩 2.1 g 相当, カリウム 540 mg, リン 510 mg となり, 三大栄養素は必要量とほぼ一致し, 電解質もガイドラインの制限内 (むしろ低すぎる) です.

両栄養剤を用いた投与開始から維持量までの段階的な増量案を, **表4** に示します.

基礎編で配合変化を避けるために異なる栄養剤を混合しない, と解説しましたが, リーナレン MP とリーナレン LP は同じメーカーの同系列の製品であり, 混合しても問題はありません.

> **Memo** ☞ 総エネルギー量 1800 kcal，たんぱく質含有量 42 g に近似する
> ようリーナレン MP（MP）とリーナレン LP（LP）それぞれの投
> 与量を算出する方法
>
> MP のパック数を x，LP のパック数を y とすると，MP 1 パックに含まれる
> たんぱく質量は 7.0 g，LP は 2.0 g，エネルギー量はいずれも 200 kcal/P な
> ので
>
> $7x+2y=42$ ……①　　$(x+y) \times 200 = 1800$ ……②
>
> この連立方程式を解くと，x＝4.8，y＝4.2 となります．したがって，リーナ
> レン MP を 5 パック，リーナレン LP を 4 パック投与すると必要量に近い栄養
> 量に調整できます．

### ▶静脈栄養療法を行う場合

　PPN で管理する場合は，10％グルコース液を基本に必要な電解質補正液を加え，腎不全用アミノ酸製剤を併用します．腎不全用アミノ酸輸液は不足しがちな BCAA を強化して，蓄積しやすいアスパラギン酸とシトルリンを制限したアミノ酸組成に調整されています．TPN で管理する場合は，基本的にカリウムとリンを含有せずナトリウムを減量した腎不全用の TPN 基本液と，腎不全用アミノ酸製剤を用います．TPN 基本液にはアミノ酸だけではなくビタミンと微量元素も含まれていませんので，開始時から必ず総合ビタミン剤と微量元素製剤を投与することを忘れないようにしましょう．ちなみに，総合ビタミン剤・微量元素製剤ともに末梢ルートからの投与は診療報酬上適用外であり，投与できません．

　脂肪乳剤は腎障害を理由に制限する必要はなく，脂肪乳剤投与禁忌の病態がなければ原則併用します．積極的に使いましょう．

　TPN の投与案として，ハイカリック RF 500 mL＋キドミン 400 mL＋20％イントラリポス 200 mL＋総合ビタミン剤 1 A＋微量元素製剤 1 A とすると，栄養量は，エネルギー量 1515.2 kcal，アミノ酸 28.8 g，脂質 40 g，糖質 250 g，ナトリウム 25 mmol，カリウム 0，リン 0，液量 1100 mL です．

　厳格な水分制限の必要がなく，キドミンを 600 mL に増量して 10％グルコース液 500 mL を追加できれば，エネルギー量 1772.8 kcal，アミノ酸 43.2 g，脂質 40 g，糖質 300 g，ナトリウム 25 mmol，カリウム 0，リン 0，液量 1800 mL となり，より必要量に近くなります．

　目標量に到達するまでの輸液処方例を **表5** に示します．

**表5** CKD ステージ 3b 以降の TPN 処方例

| 日数 | 輸液内容 | エネルギー量 (kcal) | アミノ酸 (g) | 脂質 (g) | 糖質 (g) |
|---|---|---|---|---|---|
| 1 日目 | 10%グルコース液 1000 mL<br>腎不全用アミノ酸液　400 mL<br>20%脂肪乳剤 100 mL，VJ 1S，MM 1A | 915.2 | 28.8 | 40 | 100 |
| 2 日目 | 50%グルコース液 200 mL<br>10%グルコース液 500 mL<br>腎不全用アミノ酸液 400 mL<br>20%脂肪乳剤 200 mL，VJ 1S，MM 1A | 1115.2 | 28.8 | 40 | 150 |
| 3 日目 | 50%グルコース液 400 mL<br>腎不全用アミノ酸液 400 mL<br>20%脂肪乳剤 200 mL，VJ 1S，MM 1A | 1315.2 | 28.8 | 40 | 200 |
| 4 日目 | ハイカリック RF 500 mL<br>腎不全用アミノ酸液 400 mL<br>20%脂肪乳剤 100 mL，VJ 1S，MM 1A | 1515.2 | 28.8 | 40 | 250 |
| 5 日目～ | ハイカリック RF 500 mL<br>10%グルコース液 500 mL<br>腎不全用アミノ酸液 600 mL<br>20%脂肪乳剤 100 mL，VJ 1S，MM 1A | 1772.8 | 43.2 | 40 | 300 |

VJ: ビタジェクト（総合ビタミン剤），MM: ミネラミック（微量元素製剤）

　定期的に電解質をモニタリングして，低下するようなら補正液で調整しましょう．

## c) 血液透析が導入されている場合

　同じ症例で，CKD が進行して維持透析を導入されている場合の栄養療法を考えます．

### 《栄養必要量を算出しよう》

　維持透析が導入されている場合は，透析によって腎機能がある程度代償されますので保存期とは栄養療法の考え方が異なります．また，透析液中にアミノ酸をはじめ水溶性ビタミンや一部の微量元素などが失われますので，これらを十分に補充する必要があります．さらに，透析液に関連したサイトカインの影響によって代謝は慢性的に亢進しますので，投与エネルギー量を増量する必要があります．

#### 1）総エネルギー必要量（TEE）

　33 kcal/kg×実体重として

**33×60＝1980 kcal/日**

（H-B 式で BEE **1269 kcal/日**を算出し，AF 1.3，SF 1.2 とすると

**1269×1.3×1.2≒1980 kcal/日**）

## 2) たんぱく質必要量

1.2 g/kg×体重として

**1.2×60＝72 g/日**

## 3) 脂質必要量

TEE の 25%として

**1980×0.25＝495 kcal ⇒ 55 g/日**

（静脈栄養の場合 TEE の 15%として **1980×0.15＝297 kcal ⇒ 33 g**）

## 4) 糖質必要量

TEE からたんぱく質と脂質のエネルギーを引いて

**1980－（72×4＋55×9）＝1197 kcal ⇒ 299 g**

（静脈栄養の場合 **1980－（72×4＋33×9）＝1395 kcal ⇒ 349 g**）

## 5) ビタミン・ミネラル

「日本人の食事摂取基準」を満たす量．ただし，透析液への喪失による水溶性ビタミンの低下と，透析での除去効果が低い脂溶性ビタミンの過剰症に留意が必要です．

## 6) 水分量

「できるだけ少なく」との記載に準じて，体重 kg×（15～20 mL）として

**60×（15～20）＝900～1200 mL/日**

## 《具体的な栄養療法を考えよう》

### ▶経口摂取に問題がない場合

保存期と同様に，腎臓病食あるいは腎不全食を選択します．当院の場合は，腎臓病食 2000 kcal，たんぱく質 70 g が症例の栄養必要量に相当します．摂食量が少ない場合は 8 割以上を摂食できる量の腎臓病食に減量して，たんぱく質含有量が多いほうの「腎不全用」栄養補助食品を ONS として併用しましょう．

### ▶経腸栄養療法を行う場合

基本的には「腎不全用」栄養剤を用います．リーナレンを用いる場合はたんぱく質含有量の多いほうのリーナレン MP を用います．必要量を充足するには 10 パックの投与が必要です．その場合の栄養量は，エネルギー量 2000 kcal，たんぱく質 70 g，脂質 56 g，糖質 300 g，食塩 3 g 相当，カリウム 600 mg，リン 700 mg，水分 940 mL となり，三大栄養素は必要量を適切に満たします．一方で，維持透析によって腎機能がある程度代償されるため，腎不全に対応した栄養剤だけを投与していると血清ナトリウム，カリウム，リンが低下することが少なくありません．その

場合は一部または全部を標準組成の栄養剤に変更して調整します．例えば，リーナレン MP を朝・昼各 3 パック，夕 4 パックで投与していた場合は，朝あるいは昼の 3 パック（600 kcal）分を 1.5 kcal/mL の標準組成栄養剤，例えば CZ–Hi1.5 2 パック（600 kcal）に切り替えると，たんぱく質 9 g，カリウム 720 mg，リン 312 mg が増量します．ナトリウムはほとんど増えないため（食塩換算で 0.46 g 増加），低ナトリウム血症が改善しなければ追加水に食塩を溶解して補充しましょう．両栄養剤を併用したほうが腎不全用栄養剤だけを投与するより電解質が正常に保たれ，栄養治療効果も高いことが報告されています[9]．

「腎不全用」栄養剤と標準組成の栄養剤をどれくらいの比率で組み合わせるかは，電解質濃度を参考に調整します．組成の異なる栄養剤の組み合わせですので，混合せず，投与のタイミングを変えることで配合変化を防ぎましょう．

### ▶ 静脈栄養療法を行う場合

標準組成の電解質・アミノ酸を含む輸液で管理できることが多く，2020 年の診療報酬改定でも透析患者への標準組成の PPN 輸液，TPN キット製剤の投与が認められています．すべての栄養投与を静脈栄養で実施する場合，水分制限の観点から PPN では必要な栄養量を投与できません．TPN を選択します．原則通りグルコース濃度を段階的に増量し，維持量を以下の処方としました．

ピーエヌツイン 3 号 1200 mL＋アミパレン 200 mL＋20％イントラリポス 200 mL＋総合ビタミン剤 1 A＋微量元素製剤 1 A

栄養量は，1640 kcal，アミノ酸 60 g，脂質 40 g，糖質 250.4 g，ナトリウム 51 mmol，カリウム 20 mmol，水分 1600 mL（26.6 mL/kg）となります．必要量を満たしませんが，水分制限の観点からこれ以上の増量は難しそうです．

ただし，電解質異常を認める場合は保存期と同様の腎不全用輸液に変更し，必要に応じて電解質補正液で調整しましょう．

脂肪乳剤は，投与禁忌の病態（基礎編 第 3 章 p.66 参照）がなければ，エネルギー源を確保し栄養バランスを整える面からも，すべてのステージにおいて積極的に併用しましょう．

### まとめ

AKI 発症時および CKD を合併した患者さんの栄養療法について概説しました．AKI に関しては CRRT の導入の有無に応じて，CKD に関しては進行ステージまた透析導入の有無に応じて，栄養投与内容を調整する必要があります．個々の病期と代謝異常の有無を詳細に把握したうえで栄養必要量を算出して，適切な投与経路か

ら適切な食事内容，経腸栄養剤，静脈栄養輸液を選択・投与することが必要です．変動しやすい電解質濃度を定期的にモニタリングしながら必要に応じて修正し，これを繰り返す管理が腎障害患者の栄養療法のポイントといえます．

## 文　献

1) KDIGO（Kidney Disease: Improving Global Outcomes）Acute Kidney Injury Work Group. KDIGO Clinical Practice Guideline for Acute Kidney Injury. Kidney Inter. 2012; 2: 1-138.

2) 土井研人，矢作直樹，南学正臣，他．ICU における急性腎障害．日内会誌．2014; 103: 1081-7.

3) AKI 診療ガイドライン作成委員会．CQ6-4 AKI の診療において推奨される栄養療法はあるか？　In: AKI（急性腎障害）診療ガイドライン 2016．東京: 東京医学社; 2016．p.52-3.

4) 日本腎臓学会，編．慢性腎臓病に対する食事療法基準　2014 年版．日腎会誌．2014; 56: 553-99.

5) 高井真央，山野内亘，小川輝之，他．IDPN 施行症例に於ける血漿アミノ酸濃度の変化とアミノ酸漏出量の検討．日血浄化技会誌．2009; 17: 105-9.

6) Marckmann P. Nutritional status of patients on hemodialysis and peritoneal dialysis. Clin Nephrol. 1988; 29: 75-8.

7) Bergstrom J, lindholmB. Nutrition and adequacy of dialysis. How do hemodialysis and CAPD compare? Kidney Int. 1993; 34: S39-50.

8) Cianciaruso B, Brunori G, Kopple JD, et al. Cross-sectional comparison of malnutrition in continuous ambulatory dialysis and hemodialysis patients. Am J Kidney Dis. 1995; 26: 475-83.

9) Gret N, Jung M, Scigalla P, et al. Tube feeding in patients suffering from renal galure. In: Giovannetti S, editor. Nutritional treatment of chronic renal failure. Topics in renal medicine, volume 7. Kluwer; 1989. p. 339-42.

**【病態編】** 様々な病態下での栄養療法を実施するために必要なこと

# 第8章 重症妊娠悪阻患者の栄養療法

　妊娠悪阻は，「つわり」の症状が遷延・悪化して，脱水や栄養障害をきたした病態です．つわりは，ほとんど（70〜85％）の妊婦が経験する症状であり，一般に妊娠16〜18週までに自然に消失します．つわり自体が母体や胎児の成長に影響を及ぼすことはありませんが，一部では症状が悪化して悪阻とよばれる状態になり，重症例では妊婦の適切な体重増加や出産状況だけではなく出生児が成人した後の病態にも影響を及ぼすことがわかっています．したがって，重症妊娠悪阻患者は，入院のうえ十分な栄養療法を実施する必要があります．入院管理が必要な重症妊娠悪阻の診断基準を 表1 に示します．

**表1 入院管理が必要な重症妊娠悪阻の診断基準**

- 遷延する悪心・嘔吐
- 妊娠前に比べて5％以上の体重減少
- 尿ケトン体陽性

## A つわり〜妊娠悪阻を引き起こす原因は何だろう？

　妊娠が成立すると，妊娠に関連するホルモンつまりエストロゲン，プロゲステロン，ヒト絨毛性ゴナドトロピンの分泌量が増加します．これらは嘔吐中枢を刺激して，悪心・嘔吐を引き起こすと考えられています．また，プロゲステロンは消化管

蠕動を抑制する作用もあり，つわりの症状を助長します．

## B 妊娠悪阻時のエネルギー代謝は通常の妊娠時とどう違い，妊婦にどんな影響を及ぼすだろう？

　悪阻症状によって糖質の摂食量が不十分になると，主に貯蔵脂肪を分解してエネルギーを得ることになります．ところが，$\beta$ 酸化で産生されたアセチル CoA と結合するオキザロ酢酸が糖質不足のため不足している状況では，クエン酸となってTCA 回路に組み込まれることができません．行き場を失ったアセチル CoA は水溶性のケトン体に変換されて目的の細胞に運ばれ，そこで代謝されます．この状態が続くと血中のケトン体濃度が上昇して尿中にも排泄されるようになり，ケトーシスからケトアシドーシスを引き起こします．さらに進行すると，多臓器不全や肺塞栓症，脳障害をきたして致死的となることもあります．さらにビタミン $B_1$ 欠乏によるWernicke 脳症も報告されていて，本邦での発症例 50 症例のうち 2 例の死亡が報告されています[1]．

## C 妊娠悪阻は胎児にも影響するのだろうか

　悪阻によって妊婦が低栄養になると，胎児の発育にも影響します．2000 年以降，本邦の低出生体重児の割合は OECD（経済協力開発機構）加盟国の中で群を抜いて高く（平均 5.7％に対して 9.6％）[2]，その原因は妊娠前の母親の低体重，妊娠中の低栄養と体重増加不良であると報告されています[3]．さらに出生時体重が低いほど胎児が成人した後の心血管系疾患での死亡率や，高血圧，耐糖能異常など様々な疾患の発症率が高いことが報告され[4]，成人病胎児期発生説（fetal origins of adult disease: FOAD）として提唱されました．各臓器の発達臨界期に胎児が栄養不足の状態にさらされると，臓器の発達障害と内分泌不全が生じて，成人後に様々な生活習慣病や統合失調症などのリスクが有意に上がるという説です．出生体重に関連して発症する疾患例を 表2 に示します[5]．

　したがって，妊婦の栄養状態，ひいては胎児の栄養状態に影響する重症妊娠悪阻は，単なるつわりと同様の生理現象として自然経過での改善を待つのではなく，程度に応じて入院下での適切な栄養療法が必須です．実際の症例で栄養療法を考えて

| 表2 | 出生体重と関連して発症する疾患 |
|---|---|

低出生体重との関連が明確な疾患
　高血圧，冠動脈疾患，（2型）糖尿病，脳梗塞，脂質異常症，
　血液凝固能の亢進，神経発達異常
低出生体重との関連が想定されている疾患
　慢性閉塞性肺疾患，うつ病，統合失調症，行動異常，思春期
　早発症，乳がん，前立腺がん

(Barker DJ. Nutrition. 1997; 13: 807-13[6]より引用)

ゆきましょう．

---

**Memo ☞ 成人病胎児期発症説（FOAD）とは**

　成人病（生活習慣病）は，遺伝的な素因と生活習慣との相互作用で発症するといわれていますが，それだけでは説明がつかない側面があり，第3の発症機構として提唱されているのがFOAD説です．つまり受精時，胎児期または乳児期に低栄養または過栄養に曝露されると，その環境に適合して生存するために遺伝子発現の制御系が変化し，酵素や生理活性物質の受容体，情報伝達系などが栄養状態が良好な状態とは異なってしまいます．この変化は不可逆的で，出生後に栄養状態が良くなっても改善することなく継続します．こうして成人病の素因が形成され，そこにマイナスの生活習慣が負荷されることで成人病（生活習慣病）が発症する，という説です[6,7]．

---

## 症例

30歳代，女性

**既往歴** 基礎疾患に特記すべき事項なし

**現病歴** 妊娠6週目頃から嘔気・嘔吐症状が出現．次第に悪化して経口摂取が困難となったため，妊娠8週目にかかりつけの産科医を受診した．体重は妊娠前より2kg減少し，さらに尿ケトン4+を認めたため，同日当院産科を紹介受診．重症妊娠悪阻の診断で入院となった．病院で提供される食事は摂取せずわずかな持ち込みの嗜好品を摂食していたが，毎回嘔吐し，細胞外液補充液（ソルアセトD）1000mL/日が投与されている．

## 《検査所見》

**身体所見** 身長 152.8 cm，体重 36.8 kg（非妊時 39.0 kg），BMI 15.8，IBW 51.4 kg，%IBW 71.6%

**血液検査** Alb 4.1 g/dL，AST 19 IU/L，ALT 12 IU/L，$\gamma$-GTP 8 U/L，ChoE 242 U/L，BUN 9.1 mg/dL，Cr 0.35 mg/dL，eGFR 165.7 mL/分/BSA，K 3.45 mmol/L，Na 128.9 mmol/L，WBC 10600/$\mu$L，Hb 12.0 g/dL，Plt 29.2万/$\mu$L，FT4 1.35 ng/dL，TSH 0.285 $\mu$IU/mL

**尿検査** タンパク+1，ケトン+2

## 《必要栄養量を算出しよう》

『日本人の食事摂取基準（2020年版）』では，妊娠初期の栄養必要量は，標準的な体格の30歳代女性のエネルギー必要量1800 kcal/日に妊娠初期に必要な付加量50 kcalを加えた1850 kcal/日が基準です．しかし，この症例は非妊時から痩せていて，また入院前の数週間ほとんど食べられない状況であったと推察されるので，リフィーディング症候群（refeeding syndrome: RfS）のリスクもあります．そのため非妊時体重39.0 kgを用いて目標栄養量を算出して，少量から段階的に増量しましょう．

### 1）総エネルギー消費量（TEE）

BEEはH-B式を用いて **1156 kcal/日**．AF 1.3，SF 1.0として妊娠初期の付加量50 kcalを追加すると

**TEE＝1156 kcal×1.3×1.0＋50＝1553 kcal/日**

### 2）たんぱく質必要量

妊娠初期は妊娠に伴う付加の必要はなく，1.0 g/kgとして

**1.0×39＝39 kg/日**

### 3）脂質必要量

同様に付加の必要はなく，TEEの25%として

**1553×0.25≒388 kcal ⇒ 43 g**

### 4）糖質必要量

TEEからたんぱく質と脂質のエネルギー量をさし引いて

**1553－(39×4＋43×9)＝1010 kcal ⇒ 253 g/日**

### 5）ビタミン・微量元素必要量

1日必要量を充足する量　ただし，特に葉酸は強化が必要

## 6) 水分必要量

39 kg×35 mL＝1365 mL/日

---

**Memo** ☞ なぜ妊娠中に葉酸の摂取/投与量を増量する必要があるのでしょう？

葉酸は DNA や RNA といった核酸を合成する時の補酵素であるため，細胞分裂が盛んな妊娠中は需要が亢進します．とくに妊娠初期に妊婦の摂取量が不十分だと，胎児の神経管閉鎖が障害されて，無脳症・二分脊椎・髄膜瘤などを引き起こすリスクが高くなります．そこで妊婦に対しては，非妊時の必要量240 μg/日に 240 μg/日を付加した 480 μg/日を摂取することが奨励されています．これは通常の食事で強化することは難しく，錠剤や強化食品が有効であることが報告されています[8]．

---

**Memo** ☞ 妊娠初期に過剰投与に注意が必要な微量栄養素があるでしょうか

ビタミン A の過剰投与は避けなければなりません．ビタミン A は細胞の増殖・分化の際に必要で胎児の成長・発達に必須の栄養素ですが，必要量が増加するのは妊娠末期です．妊娠の最終 3 カ月間で胎児の成長に必要な量が胎児に蓄積されます．一方，妊娠初期に過剰な（3000 μgRE/日以上）ビタミン A を摂取すると，神経管奇形など各種奇形が増加することが報告されています[9]．特にサプリメントを服用したり，ビタミンが強化された栄養剤を追加したり，成分栄養剤で管理されている場合は，含有量を確認して過剰投与にならないように注意しましょう．なお，プロビタミン A であるカロテノイドに関しては，体内でビタミン A への変換が厳密に調整されているため過剰症は生じません．

---

## 《栄養投与経路は何が適切だろう？》

主症状は吐き気と嘔吐です．食べることができないから，現状に至っています．食事での栄養療法はムリでしょう．励まして食べられるものでもありません．腸は機能しているから，それなら経腸栄養でしょうか？　吐き気と嘔吐で苦しんでいる妊婦さんに経鼻栄養カテーテルを挿入することには躊躇します．さらに症状を悪化させるリスクがあり，まず受け入れてもらえません．以上の理由で，重症妊娠悪阻患者さんに適切な栄養投与方法は静脈栄養です．症状が自然に消失するまで少なく

とも 2 週間以上，ほぼすべての栄養素を静脈栄養に頼ることになりますので，PPN では不十分，TPN が必要です．PICC など CVC を挿入して適切な TPN 処方で管理しましょう．

　経口摂取はフリーとして，患者さんに任せます．少量の病院食を提供しても良いのですが，決まった時間に配膳されること自体が苦痛になることもありますので，吐き気・嘔吐症状が強い間は好きなものを持ち込んで，食べられる時に食べられるだけ，のほうがストレスがかからないと思います．

## 《具体的な輸液の投与計画を考えよう》

　先に算出した栄養必要量の推定量は，TEE 1553 kcal，たんぱく質 39 g，脂質 43 g，糖質 253 g でした．これは経口・経腸を前提とした推定量です．静脈栄養の場合は，脂質必要量を TEE の 15％として 233.0 kcal，26 g としましょう．この時の糖質の必要量は 291 g となります〔[1553−(39×4+26×9)]/4〕．

　この栄養量を水分必要量 1365 mL 程度で充足できる輸液処方を組み立てます．

　例えば，ピーエヌツイン 3 号 1200 mL＋20％イントラリポス 100 mL＋ビタジェクト® 1S＋ミネラミック 1 A とすると，栄養量は，エネルギー量 1360 kcal，アミノ酸 40 g，脂質 20 g，糖質 250.4 g，ビタミン・微量元素は 1 日必要量を充足，水分量は 1312 mL となって，適量の水分量で必要エネルギー量の約 9 割を投与できます．

　ただし，CVC を挿入したその日から目標量を投与してはいけません．入院の 2 週間前からほぼ絶食状態で，入院後も少量の糖質だけを含む細胞外液補充液（200 kcal，グルコース 50 g）が投与されていました．そして BMI は 16 以下であることから，NICE クライテリアの RfS のハイリスク患者に相当します．栄養療法を開始する前にまずビタミン B$_1$ を十分に投与して，血清リン，カリウム，マグネシウムを頻回にチェックしながら，必要に応じて補正しつつ，ゆっくり増量してゆきましょう．また，入院時に尿ケトン体陽性を認めています．先述したようにエネルギー源として脂肪酸の β 酸化で産生されたアセチル CoA が，結合相手のオキザロ酢酸不足によって TCA 回路に組み込まれなかった結果，ケトン体に変換されてケトン体の血中濃度が上昇していることが推察されます．この状態で脂肪乳剤を投与するとさらにケトーシスが悪化してケトアシドーシスを引き起こす可能性がありますので，ある程度グルコースを補充してこの状況を改善し，尿ケトン体が陰性になってから脂肪乳剤の投与を開始しましょう．

　ポイントは，RfS の発症を防ぐためにグルコース投与量をゆっくり増量すること，必要量に増量するまでは連日上記電解質を測定して必要に応じて補正し，正常範囲

内のやや高めに維持すること，肝酵素やBUNの上昇がないか確認すること，体重を頻回に測定して体液貯留や脱水に留意すること，です．

## 《その後の経過》

入院5日目より栄養管理を目的とした輸液に変更．大量のビタミン$B_1$を含むビタミン剤を数日間静脈投与して，尿ケトン体陰性を確認できた7日目から脂肪乳剤の併用を始めました．9日目にPICCを挿入し，翌日からTPN輸液に変更して投与栄養量を増量し，14日目に予定量に到達しました．連日血清リン，カリウムを測定して，数日間リンの補正を要しました．持ち込みの果物やゼリーなどの嗜好品を摂取されていましたが，わずかの経口摂取でも嘔吐症状は続き，実質的な摂食は困難でした．

40日目（妊娠14週目）になると悪阻症状は少しずつ改善して，300 kcal/日程度を経口摂取できるようになりました．症状が再燃することなく同程度の経口摂取を継続できたため，46日目からTPNを減量しました．51日目から少量に調整した病院食を提供し，日によってムラはありながらも700 kcal/日程度を摂取，58日目（妊娠16週）からはさらに改善して1000 kcal/日を食べられるようになり，試験外泊を経て入院63日目に退院しました．全体の栄養療法の経緯を 表3 に示します．

経口摂取ができるようになったタイミングで，栄養バランスを重視して200 kcal/125 mLの栄養補助食品を提供しましたが，濃厚さが口に合わず受け入れられられず，むしろ吐き気症状を悪化させてしまいました．妊娠悪阻の患者さんに栄養補助食品を進める場合は，口当たりの良いあっさりとした食品を選択すべきだったと反省しています．

また，強化が必要な葉酸については，TPN用総合ビタミン剤の中に400 μgが含まれます．食物中の葉酸の吸収率が約50％，サプリメント・内服薬の吸収率85％であることを考慮すると，『日本人の食事摂取基準（2020年版）』にある妊娠初期の推奨量480 μg/日は充足できたと推察します．

### まとめ

つわりはほとんどの妊婦が経験する，いわば生理的な現象で，多くのケースでは医療介入の必要はありません．一方，つわりが重症化して入院が必要な重症悪阻の状態となった場合は，低体重児といった出生時だけの問題にとどまらず，胎児が成人してからの疾患にも影響を及ぼします．妊娠週数の経過によって症状は自然に軽快～解消しますが，その間も細胞分裂を繰り返している胎児にとっては，つわり症

**表3** 栄養投与量と臨床経過
（表中の栄養量は静脈栄養輸液分のみを記載）

| 入院日数 | 栄養管理内容と臨床経過 | 熱量 (kcal) | アミノ酸 (g) | 脂質 (g) | 糖質 (g) |
|---|---|---|---|---|---|
| 0〜4 | 細胞外液補充液 1000 mL | 200 | 0 | 0 | 50 |
| 5・6 | PP 500 mL＋維持液 1000 mL（ビタメジン 2A 混注） | 382 | 15 | 0 | 80.5 |
| 7・8 | PP 500 mL＋維持液 1000 mL（ビタメジン 2A 混注）＋IL 100 mL | 582 | 15 | 20 | 80.5 |
| 9 | PP 1000 mL＋維持液 500 mL＋IL 100 mL | 706 | 30 | 20 | 96.5 |
| 10 | ELN1 号 1000 mL＋維持液 500 mL＋IL 100 mL | 846 | 30 | 20 | 143 |
| 11 | PNT2 号 1100 mL＋IL 100 mL＋VJ 1set＋MM 1V | 1040 | 30 | 20 | 180 |
| 12・13 | PNT2 号 1100 mL＋IL 100 mL＋AP 200 mL＋VJ 1set＋MM 1V | 1120 | 50 | 20 | 180 |
| 14〜45 | PNT3 号 1200 mL＋IL 100 mL＋VJ 1set＋MM 1V<br>40 日目頃から悪阻症状改善傾向<br>持ち込み食の摂食量 200〜300 kcal/日 | 1360 | 40 | 20 | 250 |
| 46〜50 | PNT2 号 1100 mL＋IL 100 mL＋AP 200 mL＋VJ 1set＋MM 1A<br>経口摂取量は変わらず | 1120 | 50 | 20 | 180 |
| 51〜54 | ELN1 号 1000 mL＋IL 100 mL＋AP 200 mL<br>経口摂取量増加傾向<br>少量の病院食の提供を開始し，500〜700 kcal/日摂取 | 840 | 40 | 20 | 120 |
| 55・56 | PP 1000 mL＋IL 100 mL＋AP 200 mL<br>＊PICC を抜去<br>経口摂取量はムラあり 300〜700 kcal/日 | 700 | 50 | 20 | 75 |
| 57 | PP 1000 mL＋IL 100 mL<br>経口摂取量は同様 | 620 | 30 | 20 | 75 |
| 58〜60 | PP 500 mL<br>悪阻症状はさらに改善　700〜1000 kcal/日摂取 | 210 | 15 | 0 | 37.5 |
| 61 | PN 終了<br>試験外泊<br>帰院後も 1000 kcal 以上を安定して摂取 | — | — | — | — |
| 63 | 退院 | | | | |

PP: パレプラス，SL: ソルラクト，ELN: エルネオパ NF，IL: イントラリポス 20％
PNT: ピーエヌツイン，VJ: ビタジェクト注キット，MM: ミネラミック注，AP: アミパレン

状が改善すれば何事もなかったように正常な発育を維持できるとは限りません．低栄養状態にさらされた妊娠8～14週間は様々な臓器の発達臨界期に当たるため，不可逆的な臓器発達障害や内分泌不全を引き起こし，成人後に様々な生活習慣病を引き起こす素因が形成されるリスクとなります．以上を念頭に，重症妊娠悪阻によって摂食が困難な妊婦には，静脈栄養を用いた積極的な栄養療法を実施しましょう．

## 文　献

1) 兼子和彦，竹内正人．妊娠悪阻に伴う Wernicke-Korsakoff 症候群．厚生労働省心身障害研究班報告．1997．p.199-200.

2) OECD. Infant health: Low birth weight. Health at a Glance 2013, OECD Indicators. Paris: OECD Publishing; 2013. p.38-9.
https://www.oecd.org/els/health-systems/Health-at-a-Glance-2013.pdf

3) 横山徹繭，加藤則子，瀧本秀美，他．乳幼児身体発育評価マニュアル．平成 23 年度厚生労働科学研究費補助金育成疾患克服等次世代育成基盤研究事業「乳幼児身体発育調査の統計学的解析とその手法及び利活用に関する研究」平成 23 年度総括研究報告書．
http://www.mhlw.go.jp/stf/shingi/0000030713/html

4) Barker DJ, Osmond C. Infant mortality childhood nutrition and ischaemic heart disease in England and Wales. Lancet. 1986; 1; 1077-82.

5) de Boo HA, Harding JE. The developmental origins of adult disease（Barker）hypothesis. Austral New Zealand J Obstet Gynaecol. 2006; 46: 4-14.

6) Barker DJ. Maternal nutrition, fetal nutrition and disease in later life. Nutrition. 1997; 13: 807-13.

7) Barker D. The best start in life. Centry, London/福岡秀興，監訳，藤井留美，訳．胎内で成人病は始まっている．東京: ソニーマガジン社; 2005.

8) Cuskelly GJ, NcNulty Hm Scatt JM. Effect of increasing dietary folate on red cell folate: implications for prevention of neural tube defects. Lancet. 1996; 347: 657-9.

9) Rothman KJ, Moor LL, Singer MR, et al. Teratogenicity of high vitamin A intake. N Engl J Med. 1995; 333: 1369-73.

# 索　引

## ■あ行

| | |
|---|---|
| 亜鉛 | 15, 123, 160 |
| 亜鉛欠乏 | 161 |
| 亜鉛酵素 | 161 |
| アシドーシス | 177 |
| アセスメント | 23 |
| アセチル CoA | 189 |
| アデノシン三リン酸 | 160 |
| アポタンパク質 | 66 |
| アミノ酸栄養剤 | 32 |
| アミノ酸不耐症 | 162 |
| アルコール依存症 | 82 |
| アルブミン | 131 |
| 安静時エネルギー消費量 | 127 |
| 安静時代謝量 | 9 |
| 安定期（III期） | 116 |
| アンモニア | 161, 162 |
| 胃液 | 103 |
| 胃がん | 101 |
| 医原性栄養障害 | 3 |
| 胃酸 | 103 |
| 維持液 | 54, 55 |
| 胃食道逆流 | 20, 46 |
| 胃切除後障害 | 101 |
| 胃切除後症候群 | 101 |
| 胃切除後貧血 | 105, 110 |
| イソロイシン | 157 |
| 胃体部 | 103 |
| 一時的な胃瘻造設 | 39 |
| 胃内残量 | 144 |
| 胃壁伸展 | 46 |
| 医薬品栄養剤 | 15 |
| 医薬品経腸栄養剤 | 31 |

| | |
|---|---|
| イレウス | 113 |
| 胃瘻 | 177 |
| 胃瘻造設 | 48 |
| インスリン抵抗性 | 140, 160, 176 |
| インスリン不活性化 | 176 |
| イントラリポス | 64 |
| 栄養指標 | 3 |
| 栄養スクリーニング | 4 |
| 栄養摂取不足関連栄養障害 | 82 |
| 栄養素の吸収部位 | 114 |
| 栄養必要量 | 8 |
| 栄養補助食品 | 116 |
| 栄養輸液 | 57 |
| エストロゲン | 188 |
| エルネオパ NF | 63 |
| エレファントノーズ法 | 42 |
| エレンタール | 33 |
| エレンタール P | 33 |
| 塩化ビニル製 | 42 |
| 嚥下反射 | 137 |
| 炎症性サイトカイン | 140 |
| 塩析 | 45 |
| エンドトキシン | 141 |
| 塩分制限 | 142 |
| 嘔吐中枢 | 188 |
| オキザロ酢酸 | 189 |
| オリゴペプチド | 35 |
| オルニチン | 161 |
| オルニチントランスカルバミラーゼ | |
| | 161 |

## ■か行

| | |
|---|---|
| 開始液（1 号液） | 54 |
| 咳嗽反射 | 137 |

| | |
|---|---|
| 解糖系 | 160 |
| 回復適応期（Ⅱ期） | 115 |
| 外部バンパー | 48 |
| 活動係数 | 9 |
| 合併症 | 40, 70 |
| カテーテル関連血流感染症 | 30, 70 |
| カテーテル径 | 41 |
| カテーテルの交換頻度 | 72 |
| カテコラミン | 104, 141 |
| カルシウム | 123 |
| カルバミルリン酸 | 161 |
| カロテノイド | 192 |
| 簡易懸濁法 | 41 |
| 肝機能障害 | 78 |
| 肝硬変 | 157 |
| 間質 | 159 |
| 肝性脳症 | 61, 157, 162 |
| 肝性脳症改善アミノ酸製剤 | 60 |
| 間接熱量計 | 127 |
| 感染症発症率 | 129 |
| 感染性腸炎 | 44 |
| 肝臓 | 157 |
| 肝胆道系酵素 | 78 |
| 肝トリグリセリドリパーゼ | 176 |
| 肝ミクロゾームエタノール酸化酵素 | |
| | 74 |
| 機能的細胞外液量 | 133 |
| 偽膜性腸炎 | 44 |
| 急性・慢性心不全診療ガイドライン | |
| | 145 |
| 急性心不全 | 125, 140 |
| 急性腎不全 | 133 |
| 局所特異性 | 114 |
| グリコーゲン | 157, 160 |
| グルカゴン様ペプチド-2 | 116 |
| グルコース液 | 55 |
| グルタミン | 162 |
| グルタミン合成系 | 158, 161 |
| グレリン | 103 |

| | |
|---|---|
| クローン病 | 113 |
| 経口的栄養補助 | 177 |
| 経口糖負荷試験 | 160 |
| 軽症熱傷 | 126 |
| 経腸栄養 | 18, 28, 50 |
| 経鼻栄養カテーテル | 20, 38, 177 |
| 血液透析 | 176 |
| 血液培養 | 73 |
| 血管運動反射 | 104 |
| 血管外プール | 25 |
| 血管作動性体液因子 | 104 |
| 血漿の浸透圧 | 51 |
| 血清アルブミン | 3, 23 |
| 血中アンモニア濃度 | 157 |
| 血糖コントロール | 129 |
| 血糖値 | 76 |
| ケトアシドーシス | 189 |
| ケトーシス | 189 |
| ケトン体 | 189 |
| 下痢 | 21, 38, 43, 130 |
| 言語聴覚士 | 87, 137 |
| 健常時体重 | 2 |
| 高アンモニア血症 | 161 |
| 高カリウム血症 | 177 |
| 後期ダンピング症候群 | 104 |
| 口腔ケア | 47 |
| 口腔食道胃反射 | 43, 46 |
| 高クロール性希釈性アシドーシス | |
| | 52, 133 |
| 高血糖 | 76 |
| 膠質浸透圧 | 24, 159 |
| 行動療法 | 97 |
| 高尿酸血症 | 176 |
| 高リン血症 | 177 |
| 誤嚥性肺炎 | 20, 40, 46 |
| 呼吸不全 | 125 |
| 骨格筋減少率 | 162 |
| コルチゾール | 141 |
| コレシストキニン | 162 |

## ■さ行

| | |
|---|---|
| 在宅静脈栄養 | 116 |
| サイトカイン | 162, 177 |
| 細胞外液補充液 | 50 |
| 酢酸リンゲル液 | 52 |
| 鎖骨下静脈 | 21 |
| サルコペニア | 105, 148, 162 |
| 酸塩基平衡障害 | 172 |
| 酸素消費量 | 143 |
| 残存小腸 | 116, 120 |
| ジ・トリペプチド | 35 |
| 自己抜去 | 38 |
| 脂質 | 13 |
| 自浄作用 | 47 |
| 持続的血液濾過透析 | 172 |
| 持続的腎機能代替療法 | 172 |
| 至適温度 | 103 |
| シトルリン | 161 |
| 脂肪肝 | 78 |
| 死亡率 | 129 |
| 尺側皮静脈 | 21 |
| シュウ酸結石 | 123 |
| 重症外傷 | 125 |
| 重症妊娠悪阻 | 188 |
| 重症熱傷 | 126 |
| 就寝前の軽食 | 163 |
| 重炭酸イオン | 52 |
| 重度の栄養障害患者 | 87 |
| 術後回復液 | 54 |
| 術後逆流性食道炎 | 104 |
| 術直後期（Ⅰ期） | 115 |
| 腫瘍壊死因子 | 141 |
| 循環動態 | 134 |
| 小胃症状 | 103 |
| 消化管液 | 114 |
| 消化管症状 | 135 |
| 消化管瘻 | 20 |
| 消化態栄養剤 | 32 |

| | |
|---|---|
| 脂溶性ビタミン | 14, 123 |
| 上腸間膜動・静脈血栓症 | 113 |
| 上腸間膜動脈閉塞 | 113 |
| 小児用アミノ酸製剤 | 60 |
| 静脈栄養 | 18, 50 |
| 食塩含有量 | 39 |
| 食品衛生法 | 31 |
| 食欲中枢 | 162 |
| シリコーン製 | 42 |
| 真菌性眼内炎 | 73 |
| 神経管奇形 | 192 |
| 神経管閉鎖 | 192 |
| 神経性やせ症 | 83, 94 |
| 心血管疾患 | 140 |
| 腎後性 | 171 |
| 侵襲期 | 77 |
| 心腎症候群 | 144 |
| 腎性 | 171 |
| 腎前性 | 171 |
| 心臓悪液質 | 140 |
| 心臓カヘキシー | 140 |
| 腎臓病食 | 181 |
| 身体リハビリテーション | 137 |
| 浸透圧 | 33 |
| 浸透圧性下痢 | 33, 44 |
| 浸透圧比 | 58 |
| 心不全 | 93, 140 |
| 腎不全 | 60 |
| 腎不全食 | 177, 181 |
| 心不全の重症度 | 145 |
| 腎不全用アミノ酸製剤 | 60, 183 |
| 水分含有量 | 39 |
| 水分制限 | 143, 149 |
| 水分必要量 | 17 |
| 髄膜瘤 | 192 |
| 水溶性ビタミン | 14, 123 |
| ストレス係数 | 9 |
| ストレス糖尿病 | 77 |
| 成人病胎児期発生説 | 189 |

索引

| | |
|---|---|
| 成分栄養剤 | 32 |
| 生理食塩液 | 50, 51, 133 |
| セミファーラー位 | 143 |
| セレン | 16, 31, 79 |
| セレン製剤 | 16 |
| セロトニン | 104 |
| 全身性炎症性反応症候群 | 132 |
| 先端位置異常 | 38 |
| 前庭部 | 103 |
| 蠕動運動 | 46 |
| 総エネルギー消費量 | 9 |
| 総エネルギー必要量 | 9 |
| 早期栄養介入管理加算 | 143 |
| 早期経腸栄養 | 130 |
| 早期ダンピング症候群 | 104 |
| 総合アミノ酸製剤 | 60 |
| 総合ビタミン剤 | 14, 61, 183 |
| 総コレステロール | 24 |
| 創傷治癒 | 129 |
| 総分岐鎖アミノ酸/チロシン比 | 161 |
| 総リンパ球数 | 24 |

### ■た行

| | |
|---|---|
| 体液分画 | 56 |
| 体格指数 | 7 |
| 大球性高色素性貧血 | 110, 123 |
| 代謝水 | 17 |
| 体重 | 23 |
| 体重減少 | 105 |
| 代償期 | 115 |
| 大腿静脈 | 21 |
| 耐糖能異常 | 160 |
| 多価不飽和脂肪酸 | 79 |
| 脱水補充液 | 54 |
| 胆汁酸塩 | 123 |
| 短腸症候群 | 113 |
| タンパク質代謝産物 | 176 |
| たんぱく質必要量 | 11 |
| ダンピング | 21, 38, 44 |

| | |
|---|---|
| ダンピング症候群 | 104 |
| 窒素源 | 32 |
| 窒素代謝物 | 176 |
| 窒素負荷 | 180 |
| 窒素平衡 | 11 |
| 中心静脈栄養 | 14, 21 |
| 中心静脈栄養輸液 | 57, 60, 144 |
| 中心静脈カテーテル | 60 |
| 中枢挿入式中心静脈カテーテル | 21 |
| 中等症熱傷 | 126 |
| 腸管壊死 | 143 |
| 腸管関連リンパ節群 | 19 |
| 腸管関連リンパ組織 | 30 |
| 腸管虚血 | 143 |
| 腸管順応期 | 115 |
| 腸管浮腫 | 143 |
| 腸管麻痺 | 130, 135 |
| 腸管麻痺期 | 115 |
| 腸蠕動亢進期 | 115 |
| 腸瘻 | 39 |
| 追加水 | 40, 46 |
| つわり | 188 |
| 低カルシウム血症 | 177 |
| 低血糖 | 77, 92 |
| 低残渣食 | 115 |
| 低出生体重児 | 189 |
| 低張液 | 50 |
| 低ナトリウム血症 | 45 |
| テストステロン | 141 |
| 鉄 | 123 |
| 電解質異常 | 114 |
| 電子伝達体 | 160 |
| 銅 | 15, 123 |
| 銅欠乏症 | 16 |
| 糖質 | 13 |
| 橈側皮静脈 | 21 |
| 等張液 | 50 |
| 糖電解質輸液 | 50 |
| 糖尿病 | 76 |

索引

| | | | |
|---|---|---|---|
| 投与速度 | 43 | ヒスタミン | 104 |
| 特異的吸収機構 | 106 | 非代償性肝硬変 | 157 |
| 特異的吸収部位 | 106 | ビタミン | 14 |
| トライツ靱帯 | 20, 38 | ビタミン A | 192 |
| トランスサイレチン | 25, 131 | ビタミン $B_1$ 欠乏症 | 58, 85 |
| トランスフェリン | 25, 131 | ビタミン $B_{12}$ | 123 |
| トロントの式 | 128 | ビタミン $B_{12}$ 欠乏症 | 15 |
| | | ビタミン $B_{12}$ 欠乏性貧血 | 105 |
| | | 非たんぱく質エネルギー量の比率 | 11 |

■な行

| | | | |
|---|---|---|---|
| 内因子 | 103, 106 | 必須アミノ酸 | 158 |
| 内頸静脈 | 21 | 必須脂肪酸欠乏症 | 13, 35, 64, 79 |
| 内部バンパー | 48 | 非特異的吸収機構 | 106 |
| 二分脊椎 | 192 | ヒト絨毛性ゴナドトロピン | 188 |
| 日本人の食事摂取基準 | 8 | 非ヘム鉄 | 105 |
| 乳酸アシドーシス | 74 | 標準食 | 177 |
| 乳酸リンゲル液 | 52 | 標準的な栄養組成 | 36 |
| 尿素回路 | 157, 161 | 鼻翼潰瘍 | 41 |
| 尿毒素 | 176 | 微量元素 | 15, 31 |
| 妊娠悪阻 | 188 | 微量元素製剤 | 16, 61, 183 |
| ネオパレン | 63 | 不可避窒素損失量 | 11, 162 |
| 熱傷 | 125 | 不感蒸泄 | 17 |
| 熱傷深度 | 126 | 腹膜炎 | 177 |
| 熱傷診療ガイドライン | 127 | 腹膜透析 | 176 |
| 熱傷面積 | 126 | ブドウ糖液 | 50 |
| | | フルカリック | 63 |

■は行

| | | | |
|---|---|---|---|
| ハイカリック | 61 | プレアミン-P | 62 |
| ハイカリック RF | 61 | フレイル | 108 |
| 排出速度 | 44 | フレキシシール | 136 |
| 発達臨界期 | 189 | プロゲステロン | 188 |
| ハプトコリン | 105 | プロポフォール | 66 |
| バリン | 157 | 分割食 | 163 |
| パレプラス | 58 | 分岐鎖アミノ酸 | 33, 157 |
| 半減期 | 24 | 分岐鎖ケト酸 | 158 |
| 半消化態栄養剤 | 32, 39 | 噴門部 | 103 |
| バンパー埋没症候群 | 48 | 平均血圧 | 143 |
| ピーエヌツイン | 63 | 平均窒素量 | 12 |
| ビーフリード | 58 | ヘパン ED | 33 |
| 非侵襲的陽圧換気 | 143 | ペプシン | 103 |
| | | ペプチド栄養剤 | 32 |

索引

| | |
|---|---|
| ペプチド結合 | 158 |
| ヘム鉄 | 105 |
| ヘモグロビン | 23 |
| 便失禁管理システム | 136 |
| 便培養 | 44 |
| 補完的静脈栄養 | 130 |
| ポリウレタン製 | 42 |
| ポリペプチド | 39 |
| ポリペプチド栄養剤 | 32 |

## ■ま行

| | |
|---|---|
| 末梢静脈栄養 | 14, 21 |
| 末梢静脈栄養輸液 | 57, 58, 144 |
| 末梢挿入式中心静脈カテーテル | 21 |
| 慢性炎症関連栄養障害 | 85 |
| 慢性腎臓病 | 171, 175 |
| 慢性心不全 | 148 |
| 慢性心不全急性増悪 | 140 |
| ミキシッド | 63 |
| 水・電解質の異常 | 172 |
| 無脳症 | 192 |
| モニタリング | 23 |

## ■や行

| | |
|---|---|
| 薬事法 | 31 |
| 幽門輪 | 103 |
| 葉酸 | 192 |
| ヨウ素 | 31 |

## ■ら行

| | |
|---|---|
| ラクツロース | 162 |
| リーナレン LP | 181 |
| リーナレン MP | 181 |
| 理想体重 | 2 |
| 律速段階 | 159 |
| リノール酸 | 64 |
| リハビックス K-1 | 62 |
| リハビックス K-2 | 62 |
| リフィーディング症候群 | 73, 82 |

| | |
|---|---|
| リポプロテインリパーゼ | 65, 176 |
| レチノール結合タンパク質 | 25, 131 |
| ロイシン | 157 |
| 瘻孔 | 38 |
| 瘻孔周囲炎 | 48 |

## ■わ行

| | |
|---|---|
| ワンパル | 63 |

## ■欧文

| | |
|---|---|
| ABLS（Advanced Burn Life Support） | 132 |
| ACCF/AHA（American College of Cardiology Foundation/ American Heart Association） ステージ分類 | 145 |
| ADL（activities of daily living） | 137 |
| AF（active factor） | 9 |
| AKI（acute kidney injury） | 171 |
| AKI（急性腎障害）診療ガイドライン | 172 |
| AKI の診断基準 | 171 |
| α リノレン酸 | 64 |
| AN（anorexia nervosa） | 83, 94 |
| ATP（アデノシン三リン酸） | 160 |
| bacterial translocation | 19, 30 |
| BCAA（branched chain amino acid） | 33, 157 |
| β 酸化 | 189 |
| BMI（body mass index） | 7, 148 |
| BTR（branched chain amino acids/ tyrosin molar ratio） | 161 |
| CAPD（continuous ambulatory peritoneal dialysis） | 176 |
| CDC ガイドライン | 72 |
| CD トキシン | 44 |
| CHDF（continuous hemodiafiltration） | 172 |

202

CICC（centrally inserted central venous catheter）　21

CIRM（chronic inflammation-related malnutrition）　85, 109

CKD（chronic kidney disease）　171, 175

CONUT（Controlling Nutritional Status）　5

CRBSI（catheter related blood stream infection）　30, 70

CRRT（continuous renal replacement therapy）　172

Curreri formula　128

CVC（central venous catheter）　60

CV ポート　116

early PN trial　147

EPaNIC trial　147

Fischer 比　162

FOAD（fetal origins of adult disease）　189

GABA レセプター　162

GALT（gut-associated lymphoid tissue）　19, 30

GLP-2　116

Harris-Benedict の式　9

$HCO_3^-$　52

HD（hemodialysis）　176

hospital malnutrition　3

HPN（home parenteral nutrition）　116

IF（intrinsic factor）　106

IF-ビタミン $B_{12}$複合体　106

immediate postoperative period　115

intestinal hurry　115

KDIGO（Kidney Disease Improving Global Outcomes）　171, 172

LES（late evening snack）　160, 163

MEOS（肝ミクロゾームエタノール酸化酵素）　74

MNA-SF　5

modified Brooks formula　132

mTOR（mammalian target of rapamycin）　159

NPE/N 比（non-protein energy/N 比）　11, 58

NPPV（noninvasive positive pressure ventilation）　143

NST　7

NYHA（New York Heart Association）心機能分類　145

obesity paradox　149

ω3 系脂肪酸　64

ω6 系脂肪酸　64

ONS（oral nutritional supplement）　177

paralytic ileus　115

Parkland（Baxter）の公式　132

PICC（peripherally inserted central venous catheter）　21

PPN（peripheral parenteral nutrition）　14, 21, 57, 144

RBP（retinol-binding protein）　25

recovery and adaptation period　115

REE（resting energy expenditure）　9, 127

RfS（refeeding syndrome）　73, 82, 193

RTH（ready-to-hang）　44

RTP（rapid turnover protein）　23, 25

S-NUST（Scored-Nutrition Screening Tool）　5

SBS（short bowel syndrome）　113

SF（stress factor）　9

SGA（Subjective Global Assessment） 5

SIRM（shortage of nutritional intake-related malnutrition） 82, 108

SIRS（systematic inflammatory response syndrome） 132

SPN（supplemental parenteral nutrition） 130

stabilized period 116

T-Cho（total cholesterol） 24

TBSA（total body surface area） 126

TCA 回路 160, 189

TEE（total energy expenditure） 9

Tf（transferrin） 25

TLC（total lymphoid count） 24, 25

TNF-$\alpha$（tumor necrotic factor-$\alpha$） 141

Toronto formula 128

TPN（total parenteral nutrition） 14, 21, 57, 144

TPN キット製剤 60

TPN 基本液 60

TTB（transfer-to bag） 44

TTR（transthyretin） 25

Wernicke 脳症 74, 189

■数字

5% グルコース液 50, 55

**著者略歴**

# 栗山 とよ子 （くりやま とよこ）

1981 年 3 月　　徳島大学 医学部栄養学科卒業
1981 年 4 月　　中村学園大学・短期大学 助手（～1987 年）
1995 年 3 月　　鹿児島大学 医学部医学科卒業
1995 年 5 月～　福井県立病院 ローテート研修後，消化器外科
1998 年 4 月～　社会保険高浜病院 内科
1999 年 4 月～　医療法人厚生会 福井厚生病院勤務 内科
2003 年 9 月～　福井大学医学部附属病院 救急・総合診療部
2004 年 4 月～　福井県立病院 内科　現在に至る

〔栄養管理・NST 活動関係〕
2000 年 5 月　　第 1 回北陸 TNT 研修会受講
2001 年 3 月　　福井厚生病院 NST Chairman
2005 年 4 月～　福井県立病院 NST Chairman

静脈経腸栄養指導者協議会（PEN leaders）理事
血管内留置カテーテル研究会（JAN-VIC）評議員

日本栄養治療学会（JSPEN）指導医 認定医
ESPEN 公認 LLL 講師
日本栄養治療学会北陸支部会 評議員・幹事
北陸 PEG・在宅栄養研究会 評議員

**病態理解で差がつく**
びょうたい り かい　さ
**栄養療法の進め方**
えいようりょうほう　すす　かた　　　　　　　　　　　　©

発　　行　2025 年 2 月 28 日　　1 版 1 刷

著　　者　栗山とよ子
　　　　　くり やま　　こ

発行者　株式会社　中外医学社

　　　　代表取締役　青木　　滋

　　　〒 162-0805　東京都新宿区矢来町 62
　　　電　　話　　03-3268-2701（代）
　　　振替口座　　00190-1-98814 番

印刷・製本/三報社印刷（株）　　　　〈SK・AK〉
ISBN 978-4-498-01804-4　　　　Printed in Japan

**JCOPY** ＜（社）出版者著作権管理機構　委託出版物＞

本書の無断複製は著作権法上での例外を除き禁じられています.
複製される場合は，そのつど事前に，（社）出版者著作権管理機構
（電話 03-5244-5088，FAX 03-5244-5089，e-mail: info@jcopy.
or.jp）の許諾を得てください.